FUSE資格者が教える

電気メス

使いこなすための原理と
意外と知らないリスク

著
渡邊祐介

北海道大学病院
医療・ヘルスサイエンス研究開発機構
一般社団法人 医療基盤研究所

MEDICAL VIEW

The Power of Electrosurgery

(ISBN 978-4-7583-0468-9 C3047)

Author : WATANABE Yusuke

2022. 4. 20 1st ed

©**MEDICAL VIEW, 2022**
Printed and Bound in Japan

Medical View Co., Ltd.
2-30 Ichigaya-hommuracho, Shinjuku-ku, Tokyo, 162-0845, Japan
E-mail ed@medicalview.co.jp

推薦の言葉

　現代の手術現場では実に多くのエネルギーデバイスが稼働しているが，なかでも外科医が最も頻用しているのが電気メスである。あるときは的確に組織を切り開き，あるときは見事に出血を制御しと，八面六臂の活躍をしてくれる電気メスは，駆け出しの若手外科医にとっても，はたまた希代のスーパー外科医にとっても，最も信頼のおける相棒のような存在である。

　本書は，電気メスの原理と機能をイラストとともにやさしく解説し，相棒がその能力を遺憾なく発揮できる使い方まで指南してくれている。同時に，普段は頼りになる電気メスも，ひとたび使用法を誤れば思わぬ事故を引き起こしかねないことにも警鐘を鳴らすバランスのとれた一冊である。

　著者である渡邊祐介氏は，消化器外科医として北米留学を果たした際，米国内視鏡外科学会（SAGES）から，同学会の教育プログラムであるFundamental Use of Surgical Energy（FUSE）のambassadorの命を受け，これまで全国各地で普及活動を行ってきた。本書にはこのFUSEのエッセンスはもちろん，普及活動を通じて得られた電気メスに関する外科医の素朴な疑問に対する答えが多数ちりばめられている。

　手術の質を向上させたい外科医はもちろん，手術室に勤務するナースや臨床工学技士などのメディカルスタッフにも「手術室のバイブル」として必携の一冊である。

北海道大学消化器外科学教室Ⅱ 教授

平野　聡

　電気メスって，なんで切れたり血が止まったりするのだろう？　考えたことはありますか？　知らなくても手術はできているし，誰でも簡単に使える普通の器具だよね。そんなあなた，是非ともこの本を読んで電気メスの怖さ，正しい使い方を知ってください！

　偉そうに言っている私も，数年前までは興味すらありませんでした。電気メスの原理なんて学校でも教えてくれませんでしたし，現場で見てこうやるのか，と覚えただけでした。

　しかし，著者である渡邊祐介先生と知り合ってFUSEという取り組みを知り，正しい使い方を知らないと事故につながること，臨床で効果的に使用する方法，などを教えていただき，エネルギーデバイスを使って安全に手術を行う大きな力となりました。

　渡邊先生はこの分野の第一人者であり，活躍の場は日本のみならず，カナダや米国でも大きな影響力をもつ，魅力溢れる人物です。すべては安全な手術のため，患者さんのため，そして手術に携わる医療関係者のため，です！

　エネルギーデバイスによる偶発症がこの世からなくなることを願って，推薦の言葉と致します。

日本内視鏡外科学会 第5回大上賞 受賞
米国内視鏡外科学会 日本代表
足立共済病院 院長

山本　学

序文

「電気メスを制するものは，手術を制する。ただし，重篤な合併症も引き起こす。」

電気メスが臨床導入され100年が経とうとしています。手術を取り巻く環境は日々変化していますが，「電気メス」は診療科を問わず，手術における必須デバイスであることに変わりはありません。

著者は，マギル大学（カナダ，モントリオール）低侵襲外科教室留学中にFundamental Use of Surgical Energy（FUSE）プログラム*と出会い，それまで意識せずに使用していた電気メスの奥深さに衝撃を受けました。その後，FUSEを通じて手術用エネルギーデバイスの原理や危険性を学び，さらに深掘りした成果が本書となります。

本書では，小難しい電気の話は極力控え，電気メスの基本知識と実践的内容を解説しています。卒前・卒後教育において学ぶ機会の少ない「電気メス」の原理とリスクを中心にまとめました。特定の手術における使い方を説くものではありませんが，手術室の日常業務でお役立ていただくのはもちろんのこと，より良い手術を追求するヒントとなれば，著者としてこれ以上の喜びはありません。

これまで，著者は多くのご支援のもと国内外でFUSEプログラムを紹介する機会に恵まれてきました。現在は国内FUSE資格者の仲間と一緒に啓発活動を続けています。外科教育の発展のため，日本外科教育研究会を通じてFUSEの情報発信も行ってきました。これらの活動では，北海道大学消化器外科学教室II教授 平野 聡先生，北海道大学クリニカルシミュレーションセンター 倉島 庸先生をはじめとした教室関係者の皆様，足寄共済病院長 山本 学先生，国立病院機構相模原病院長 金田悟郎先生に格別なご支援ご高配をいただきました。数々のご縁やご支援に感謝するとともに，少しでも恩返しができるよう，活動を続けていきます。

本書の刊行にあたり，出会ってきた諸先生方，同僚，後輩，そして手術室医療従事者すべての方々に感謝申し上げます。これまでご支援いただいた皆様，そして家族への感謝に堪えません。特に遅筆な著者を見捨てることなく，企画から編集作業まで長い間ご尽力いただいた山田麻祐子氏，そしてメジカルビュー社の皆様に心からの感謝を捧げます。

*：米国内視鏡外科学会（Society of American Gastrointestinal and Endoscopic Surgeons：SAGES）により開発された，エネルギーデバイスの基礎から医療事故の起こるメカニズムまでを学ぶことができるプログラム。

2022年3月

SAGES（米国内視鏡外科学会）Ambassador
SAGES FUSE Champion
北海道大学病院　特任講師
渡邊祐介

本書の収益の一部を，SAGESへの寄付および外科医療発展に資する活動に充てる。

参考文献

本書を作成するにあたり以下の文献等を参考にしました。

- **FUSE HP** https://www.fuseprogram.org/about/fuse-elsewhere/
- **FUSE Youtube** https://youtu.be/GDFrBwXRQkY
- **Textbook** Liane Feldman, Pascal Fuchshuber, Daniel B. Jones. The SAGES Manual on the Fundamental Use of Surgical Energy（FUSE）. Springer, 2012.
- **AORN Guidelines** Guidelines for Perioperative Practice- Electrosurgical Safety（2020）.
- **AORN Guidelines** Guidelines for Perioperative Practice- Surgical Smoke Safety（2021）.
- Madani A, Watanabe Y, Townsend N, et al: Structured simulation improves learning of the Fundamental Use of Surgical Energy™ curriculum: a multicenter randomized controlled trial. Surg Endosc 2016; 30: 684-91.
- Watanabe Y, Kurashima Y, Madani A, et al: Surgeons have knowledge gaps in the safe use of energy devices: a multicenter cross-sectional study. Surg Endosc 2016; 30: 588-92.
- Watanabe Y, Fuchshuber P, Homma T, et al: An Unmodulated Very-Low-Voltage Electrosurgical Technology Creates Predictable and Ultimate Tissue Coagulation: From Experimental Data to Clinical Use. Surg Innov 2020; 27: 492-8.
- Espada M, Munoz R, Noble BN, et al: Insulation failure in robotic and laparoscopic instrumentation: a prospective evaluation. Am J Obstet Gynecol 2011; 205: 121.e1-5.
- Alkatout I, Schollmeyer T, Hawaldar NA, et al: Principles and safety measures of electrosurgery in laparoscopy. JSLS 2012; 16: 130-9.
- Govekar HR, Robinson TN, Stiegmann GV, et al: Residual heat of laparoscopic energy devices: how long must the surgeon wait to touch additional tissue? Surg Endosc 2011; 25: 3499-502.
- Hayami M, Watanabe M, Mine S, et al: Steam induced by the activation of energy devices under a wet condition may cause thermal injury. Surg Endosc 2020; 34: 2295-302.
- Kondo A, Watanabe Y, Ishida M, et al: Particle Size Distributions in Surgical Smoke Generated by Advanced Energy Devices: A Meaningful Perspective From an Experimental Study in the Time of COVID-19. Ann Surg 2021; 273: e168-e170.
- Tokuda Y, Okamura T, Maruta M, et al: Prospective randomized study evaluating the usefulness of a surgical smoke evacuation system in operating rooms for breast surgery. J Occup Med Toxicol 2020; 15: 13.
- 西原佑一, ほか：エネルギーデバイス再考 より安全な内視鏡外科手術を目指して. 日本手術医学会誌 2019; 40: 77-81.
- 渡邊祐介, ほか：電気メスの原理と起こり得る有害事象. 手術 2019; 73: 1515-22.
- 本間崇浩, ほか：電気メスの基礎知識と安全使用. 臨床外科 2019; 74: 750-4.
- 西原佑一, ほか：新知見を知って看護力もUP! 先生! ホントのところ教えてください! 教育 エネルギーデバイスの知識を習得できる! Fundamental Use of Surgical Energy（FUSE）プログラムってどんなの? オペナーシング 2019; 34: 606-8.
- 渡邊祐介, ほか：高周波手術装置（電気メス）の原理と有害事象. 臨床外科 2017; 72: 520-5.
- 大越香江, ほか：サージカルスモークの健康被害に対する意識調査. 日本手術医学会誌 2021; 42: 172-83.
- 本間崇浩, ほか：新型コロナウイルス感染症とサージカルスモーク 危険性と排煙対策. 日本手術医学会誌 2020; 41: 167-74.

目次

Chapter 4 POTENTIAL ADVERSE EVENTS：有害事象

Appendix

使い方がわかるWeb動画 ※視聴方法は次ページをご参照ください。

●動画プロジェクトメンバー

リーダー 谷岡 利朗（東京医科歯科大学）

メンバー 吉敷 智和（杏林大学），本間 崇浩（黒部市民病院），玉手 雅人（札幌医科大学），
近藤 彰宏（香川大学），西原 佑一（佐々総合病院），渡邊 祐介（北海道大学）

動画視聴方法

本書の内容に関連した動画をメジカルビュー社のホームページでストリーミング配信しております。下記の手順でご利用ください（下記はPCで表示した場合の画面です。スマートフォンで見た場合の画面とは異なります）。

＊動画配信は本書刊行から一定期間経過後に終了いたしますので，あらかじめご了承ください。

1 動画配信ページにアクセスします。
https://www.medicalview.co.jp/movies/

2 表示されたページにある本書タイトルをクリックします。次のページで，本書タイトル付近にある「動画視聴ページ」ボタンを押します。

3 パスワード入力画面が表示されますので，利用規約にご同意のうえ，右記のパスワードを半角数字で入力します。

4 本書の動画視聴ページが表示されます。視聴したい動画のサムネールをクリックすると動画が再生されます。

FUSE資格者が教える
電気メス
最大限使いこなすための原理
と意外と知らないリスク
2022年4月21日刊行

スマートフォンやタブレット端末では，QRコードから左記**3**のパスワード入力画面にアクセス可能です。その際はQRコードリーダーのブラウザではなく，SafariやChrome，標準ブラウザでご覧ください。

パスワード：

52589643

動作環境

下記は2022年3月時点での動作環境で，予告なく変更となる場合がございます。

●Windows
OS：Windows 10 / 8.1（JavaScript が動作すること）
ブラウザ：Edge 最新バージョン，Internet Explorer 11
Chrome・Firefox 最新バージョン

●Macintosh
OS：10.15 〜 10.14（JavaScript が動作すること）
ブラウザ：Safari・Chrome・Firefox 最新バージョン

●スマートフォン，タブレット端末
2022年3月時点で最新のiOS端末では動作確認済みです。Android端末の場合，端末の種類やブラウザアプリによっては正常に視聴できない場合があります。
動画を見る際にはインターネットへの接続が必要となります。パソコンをご利用の場合は，2.0Mbps以上のインターネット接続環境をお勧めいたします。また，スマートフォン，タブレット端末をご利用の場合は，パケット通信定額サービス，LTE・Wi-Fi などの高速通信サービスのご利用をお勧めいたします（通信料はお客様のご負担となります）。
QRコードは(株)デンソーウェーブの登録商標です。

Chapter 1

電気メスを学ぶ前に

エネルギーデバイスとは

Point

・手術用エネルギーデバイスは大きく高周波電気手術器・超音波手術器・そのほかの手術器に分けることができる。

●代表的な手術用エネルギーデバイス

高周波電気手術器（電気メス系）
モノポーラ電気メス *   バイポーラ電気メス   ベッセルシーリングシステム（vessel sealing system：VSS）   ラジオ波焼灼システム（radiofrequency ablation：RFA）
超音波手術器
超音波凝固切開装置（ultrasonic coagulation cutting device：USCDまたは ultrasonic scalpels）   超音波外科吸引装置（Ultrasonic surgrical aspirator：CUSA®，Cavitron社，など）   超音波骨・硬組織切削器
そのほか
マイクロ波焼灼システム（microwave ablation：MWA）   水圧式手術機器   レーザー手術機器

＊ 本書では単に電気メスと記す。

　メスや剪刀と比較し，電気メスに代表されるエネルギーデバイスは，出血を抑えながら手術を進めることができるため，今では手術に欠かすことができないものである。高周波交流電流を用いる電気メスから，超音波手術器，そのほかレーザー手術機器など，使用されるエネルギーも多様である。近年，デバイスの進化は著しく，コンピューターによる制御機能を有するものが主流となっている。

電気メスの歴史

　電気メスは20世紀の手術に革命を起こした。現在使用されている電気メスの原型を開発したのは，ハーバード大学のBovie博士である。脳外科医であるCushing博士によって1926年に初めて臨床で使用された。電気メスの出現により手術中の出血が抑えられ，手術医療は劇的な進歩を遂げたことから，このことは20世紀最大の外科医療のイノベーションと称されている。一方，電気メスを使用する前には経験することのなかった熱傷や臓器損傷，また，手術室火災の原因となることも知られるようになってきた。電気メスが臨床応用され約100年，手術医療が進歩した今だからこそ，その原理や適切な使い方を改めて考え，さらなる手術安全の向上を目指す時期にきているのではないだろうか。

●電気メス黎明期の手術風景と見学者

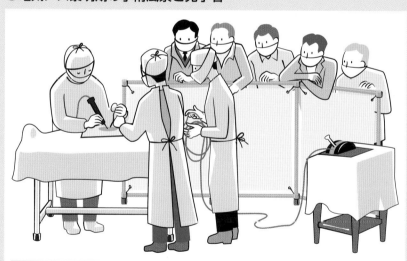

電気メスの発明は，組織の切離だけでなく凝固もできる手術器具の出現という革命的なものだった。

主なエネルギーデバイス

Point

- ベッセルシーリングシステムは，脈管のシーリング能力に優れる。
- 超音波凝固切開装置は電気メスやベッセルシーリングシステムとは異なり，先端部のブレードが高速に振動することで組織効果が起こる。
- デバイスの作動原理や使用目的だけでなく，術式や施設条件，術者の好みや習熟度，コストなどを考慮して使い分ける。
- ベッセルシーリングシステムや超音波凝固切開装置は，加算が認められる術式で使用されることが多い。

●主な手術用エネルギーデバイス

モノポーラ電気メス

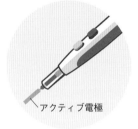

アクティブ電極

ベッセルシーリングシステム

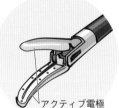

アクティブ電極

超音波凝固切開装置

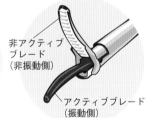

非アクティブ
ブレード
（非振動側）

アクティブブレード
（振動側）

　電気メスは，高周波交流電流の力で組織の切離や凝固を行う最も基本的なエネルギーデバイスである。**ベッセルシーリングシステムは，文字どおり脈管のシーリング（封止ともいう）に優れているデバイス**であり，電気メス同様，高周波交流電流を用いている。本体（ジェネレータ）に内蔵されるコンピューターにより出力が自動で制御される，バイポーラ電気メスと言い換えることもできる（p6）。

　超音波凝固切開装置は，高速に前後するブレードによる力学的エネルギーを用いて組織効果を起こすデバイスである。先端形状がシャープなものが多く，細かな作業を得意とする。また，切離能も高く，組織の剥離もでき，脈管のシーリングも可能である（p8）。

本書では，最も基本的で，広く使用されている電気メスを中心に説明していく。

●デバイスの使い分け

モノポーラ電気メスは，多くの手術で必須のデバイスである。**胸腔鏡下もしくは腹腔鏡下による手術，悪性腫瘍などの手術では超音波凝固切開装置やベッセルシーリングシステムが加算算定できるため，使用されることが多い。**そのほか，甲状腺手術や乳腺手術の一部でも用いられる。レーザー手術器やマイクロ波手術器といったデバイスもある。**作動原理や術式，使用目的のほか，施設の導入状況，さらには術者の好みや慣れ，コスト（単回使用か複数回使えるか）などを総合的に考慮して選ぶ。**

●各エネルギーデバイスの特徴

	スピード	細かな作業	シーリング力
モノポーラ電気メス	◎	◎	△
超音波凝固切開装置	○	◎	○
ベッセルシーリングシステム	△	△	◎

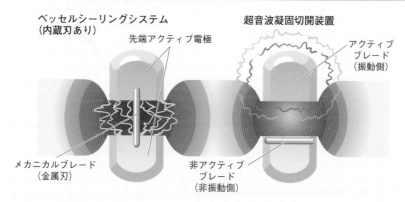

ベッセルシーリングシステム（内蔵刃あり）　先端アクティブ電極　メカニカルブレード（金属刃）

超音波凝固切開装置　アクティブブレード（振動側）　非アクティブブレード（非振動側）

ベッセルシーリングシステムは電極間に流れる交流電流の作用によって，超音波凝固切開装置は先端部の超音波振動（力学的エネルギー）で生じる摩擦によって組織効果が起こる。

MEMO

ベッセルシーリングシステムの特徴

Point

- 脈管のシーリング（封止）を得意とする。
- 内蔵している金属刃（ブレード）を使った組織の切離も可能である。
- 超音波切開装置に比べると剥離能は劣るが，先端形状が進化し，近年剥離能が向上している。

●ベッセルシーリングシステム使用時の先端電極の様子

先端部が組織をつかむ様子

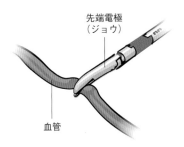

先端電極
（ジョウ）

血管

先端部ジョウで挟み込んだ組織が
変性している様子

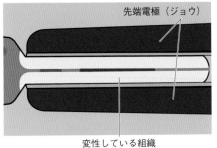

先端電極（ジョウ）

変性している組織

　ベッセルシーリングシステムは，文字どおり脈管シーリング（封止）を目的とする，コンピュータ出力制御機能付きのアドバンスドバイポーラデバイスである。先端電極（ジョウ）で組織を挟み込み，圧迫しながら高周波電流で組織の凝固を行い，脈管をシーリングする。デバイス作動中は，常に挟み込まれた組織のインピーダンス（電気抵抗）が測定され，焦げなどの過度な組織効果が生じないよう出力が繊細に調整されている。ジョウの間の温度もおおむね100℃以下に保たれるようになっており，良質な組織凝固をもたらす。先端電極で組織を凝固し，内蔵する金属刃（ブレード）を走らせることで機械的に組織の切離を行うデバイスのほか，シーリングのみで切離は行えないデバイスもある。ただし，構造がもたらす限界として，ジョウ先端数 mm は内蔵刃がとどかず，超音波凝固切開装置に比べ先端付近の切離能は劣る。**先端形状の種類が多く，目的に応じて選択可能だが，一般に超音波凝固切開装置に比べて先端形状（幅や厚み）が鈍であり剥離能がやや劣る。**近

年，細かな作業ができるよう先端形状が改善され，剥離能は向上してきている。デバイスの特性である出力制御機能により**先端温度は超音波凝固切開装置より低く制御されるが，ジョウの側方組織への熱変性に注意する**。切離機能を有する製品の多くは単回使用（ディスポーザブル）だが，シーリングのみ可能なデバイスには再使用できる製品もある。

●切離機能を有する主なベッセルシーリングシステム

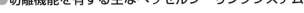

LigaSure™ Impact

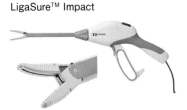

LigaSure™ maryland

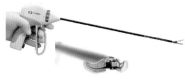

（コヴィディエンジャパン社より提供）

ENSEAL® X1
Curved Jaw Tissue Sealer

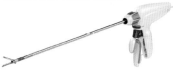

ENSEAL® X1
Large Jaw Tissue Sealer

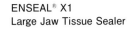
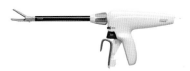

（ジョンソン・エンド・ジョンソン社より提供）

BiCision®

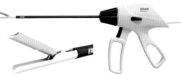

（アムコ社より提供）

MEMO

超音波凝固切開装置の特徴

Point

・先端部にあるブレードが高速で前後に動くことで組織の切離・凝固を行う。例えるなら，歯のない超高速ノコギリ。
・アクティブブレードの温度が200℃を超えることがあり，余熱にも注意が必要となる。

●超音波凝固切開装置の先端部の構造

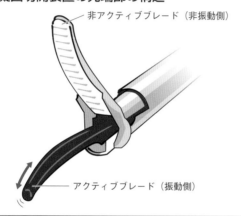

非アクティブブレード（非振動側）

アクティブブレード（振動側）

ブレードで組織を挟んでアクティブブレードが前後に振動することで摩擦が生じ，組織の切離・凝固を行う。

電気メスで用いるエネルギーと異なり，力学的エネルギーで組織の切開・切離や凝固を行うデバイスである。**アクティブブレードと非アクティブブレード（ティッシュパッド）で組織を挟みこみ，アクティブブレードが1秒間に5万回程度，高速に前後することで組織の切開・切離や凝固を行う。**たとえるなら，歯のない超高速ノコギリである。出力設定の変更によりアクティブブレードの前後幅が変化し，出力を大きく（＝前後幅が大きい）すると切離能が高くなり，逆に小さく（＝前後幅が小）すると凝固能が上がる。切開能と凝固能はトレードオフの関係にある。

1つのデバイスで組織の切開・切離，凝固のみならず，メリーランドのよ

うな形状から組織の剥離や把持ができ，シャープな先端形状から細かな作業が可能である。一方，**作動後にアクティブブレード先端が200℃以上となることもあり，余熱による臓器損傷や熱傷に注意が必要**である。また，内視鏡外科手術においては発生するミストにより視野が悪くなることが弱点である。Harmonic®（ジョンソン・エンド・ジョンソン社），Sonicision™（コヴィディエンジャパン社），SONICBEAT，SonoSurg（オリンパス社）が代表的なデバイスである。

●超音波凝固切開装置の主な製品

	Harmonic ACE®+7/ HD1100i （ハーモニック）	Sonicision™ （ソニシジョン）	SonoSurg （ソノサージ）
メーカー	ジョンソン・エンド・ジョンソン株式会社	コヴィディエンジャパン株式会社	オリンパス株式会社
振動回数	55,500回/秒	55,500回/秒	23,500回/秒
使用回数	単回使用 （ディスポーザブル）	単回使用 （ディスポーザブル）	複数回使用できる
備考	本体（ジェネレータ）はEnsealと共通で使用できる	本体はなく，唯一充電式のコードレスタイプ	フットペダルを使用するのが主流

振動回数＝アクティブブレードが1秒間に前後する回数。

●主な超音波凝固切開装置の外観

Harmonic®

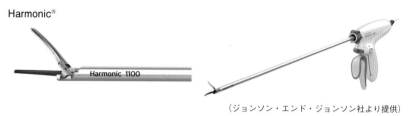

（ジョンソン・エンド・ジョンソン社より提供）

Sonicision™

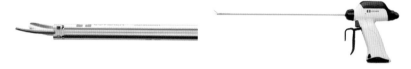

（コヴィディエンジャパン社より提供）

SONICBEAT

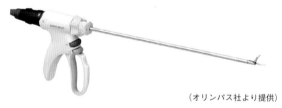

（オリンパス社より提供）

SonoSurg

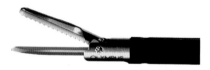

（オリンパス社より提供）

MEMO

単回使用のデバイスが主流

　電気メスはほかのデバイスと比べて単純な仕掛けであり，安価である。超音波凝固切開装置は単回使用（ディスポーザブル）の製品がほとんどだが，ベッセルシーリングデバイスには反復使用（リユース）も可能な製品がある（例：ERBE 社のバイクランプ）。

米国で生まれたカリキュラム
「Fundamental Use of Surgical Energy：FUSE」

● Fundamental Use of Surgical Energy：FUSE

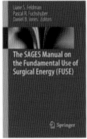
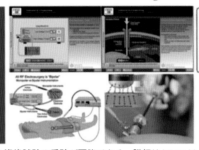

国内においても資格試験の受験が可能である。詳細は https://www.fuseprogram.org

　FUSE は米国消化器内視鏡外科学会（Society of American Gastro-intestinal and Endoscopic Surgeons：SAGES）の開発したエネルギーデバイスに特化した教育プログラムで，無料の e-Learning と資格試験で構成されている（https://www.fuseprogram.org）。FUSE の歴史は，当時 SAGES 学会長でハーバード大学教授だった Schwaitzberg 先生が，ボストンのカフェでふと「外科医は電気メスについて十分に理解しているだろうか…」と疑問を抱いたのが始まりである。ときを同じくして，電気メスによる熱傷や手術火災が医療安全上の問題として米国で大きく取り沙汰されていた時期でもあり，必然的に FUSE プロジェクトが始まったのである。2012年には FUSE マニュアルが出版され，その後，e-Learning が整備され，資格試験としても運用が始まった。このように北米では，学会が中心となり外科医を対象とした本格的な教育プログラムが整備されている。現在，国内においても資格試験の受験が可能で，国内にはおよそ80名の FUSE 資格取得者が存在する（2022年3月時点）。

今こそ, 電気メスを極めよう！

Point

・電気メスはシンプルだが, 奥深いデバイスである。
・原理を正しく理解することで, その危険性も認識できる。
・原理を理解せず適切な運用がなされていない場合, 過度な組織変性や意図せぬ臓器障害, 熱傷などといった有害事象につながる。

●電気メスについて学ぶ医師と看護師, 臨床工学技士ら

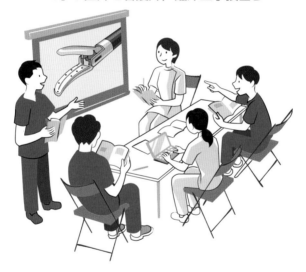

　超音波凝固切開装置やベッセルシーリングシステムなどが広く普及した今日においても, 電気メスは手術に欠かすことのできない基本デバイスである。電気メスが臨床導入され1世紀近くが経つが, その原理について学ぶ機会は限られ, 専門的なテキストも少ない。電気メスの直観的な使用感から, 実際の手術を通して指導医や先輩に教わりながら使い方を体得しているのが現状で, 仕事道具である電気メスの原理を十分に理解しないまま使用していないだろうか。電気メスは使用方法を間違えると凶器にもなりうることを忘れてはならない。

　電気メスが手術医療にもたらした恩恵の一方で，**過度な組織変性，予想だにしない臓器障害や神経障害，熱傷といった有害事象につながることが知られ，なかには命を落とすケースも報告されている**。その多くは電気メスに関する知識や理解不足が原因であるが，この医療安全上の問題は最近まで注目されることがなかった。さらに，内視鏡外科手術やロボット支援手術といった低侵襲手術の普及が著しいなか，より安全で体に優しい手術を追求するためには，エネルギーデバイスの原理や特性，そのリスクを十分に理解して使用しなければならない。

●エネルギーデバイスによる有害事象の例

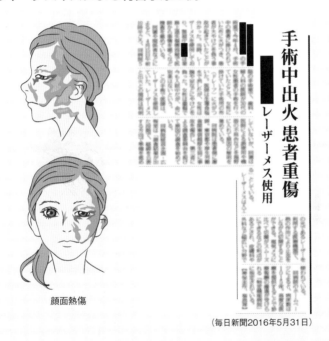

手術中出火　患者重傷
レーザーメス使用

顔面熱傷

（毎日新聞2016年5月31日）

> エネルギーデバイスについて理解を深めることで，熱傷や臓器損傷，手術室火災といった患者に起こりうる有害事象の発生を防ぐことができる。

Chapter 2

基本編：構造と原理を押さえて実践に活かす

電気で何をしているのか
電気メスの基本構造

Point

・本体＋メス先電極＋対極板で閉鎖回路（電気回路）を構成。
・組織に触れたメス先電極と対極板の間で回路ができる。
・集中するメス先電極が触れる組織温度が上昇し，切開・切離，凝固が起こる。

●一般的な電気メスの使用風景

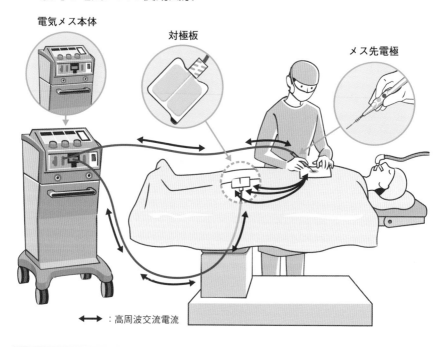

電気メス本体　　　　　　対極板　　　　　　　　　　　　　　　　　メス先電極

←→：高周波交流電流

電気メス本体からメス先電極（アクティブ電極）へ高周波交流電気が流れ，メス先電極から人体，対極板を通して電気メス本体へ流れる。交流電流なので，その逆にも電気の流れが起こる。

　電気メス（モノポーラ）は，①電気メス本体（electrosurgical unit：ESU），②メス先電極（アクティブ電極/active electrode），③対極板（dispersive electrode）で成り立つ。**対極板を患者に貼り，アクティブ電極を患者組織に当てることで閉鎖回路（電気回路）ができる。**この状態で電気メス本体から高周波交流電流が電気回路を流れ，アクティブ電極先端が接する組織に電流が集中することで組織の温度が上昇し，切開・凝固が起こる。

●メス先電極と電気メス本体

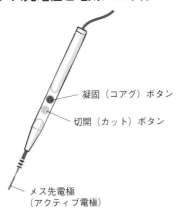

凝固（コアグ）ボタン
切開（カット）ボタン

メス先電極
（アクティブ電極）

電気メス本体
（エレクトロサージカルユニット）

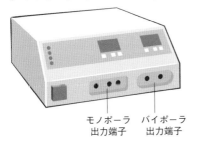

モノポーラ　　バイポーラ
出力端子　　　出力端子

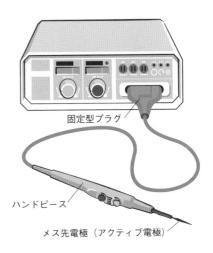

固定型プラグ

ハンドピース

メス先電極（アクティブ電極）

電気で何をしているのか
交流電流で細胞を熱する

Point

・交流電流により細胞内の温度を上昇させることで組織の切開・凝固が起こる。
・メス先電極自体が熱をもつことで組織に影響を及ぼしているわけではない。
・高周波交流電流を用いることで感電の危険を減らしている。

●焼灼術による治療

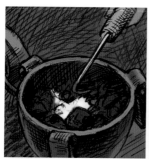
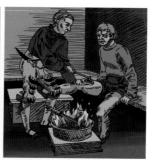

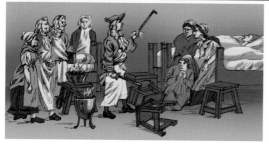

熱した金属などを患部に押し当て，止血を行っていた。

　電気メスは，文字通り電気の力で手術を行う機器である。実際には，**高周波（30万～50万 Hz の高い周波数）交流電流を用いて，細胞内の温度を上昇させ，組織の切開・切離，凝固を起こしている**。メス先電極を熱して切開・切離，凝固しているわけでなく，**メス先電極が熱くなるのは組織の熱が伝わるからである**（熱伝導⇒ p112）。電気メスを使いこなせるかは，目に見えない電気の特性を理解し，いかにコントロールできるかにかかっている。まずは，モノポーラ電気メスの基本的な原理から考えていきたい。

20世紀最大のイノベーション：感電させない高周波電気手術器

●電気製品や筋肉などで使われている周波数

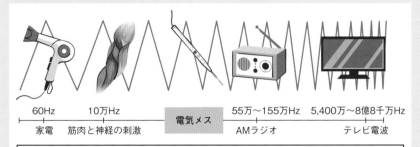

60Hz	10万Hz	電気メス	55万～155万Hz	5,400万～8億8千万Hz
家電	筋肉と神経の刺激		AMラジオ	テレビ電波

電気メスで使われる周波数は，家庭用交流電源や筋肉・神経を刺激する周波数よりも高いラジオやテレビの電波である50万Hz程度に位置する。

　電気メスにはモノポーラとバイポーラデバイスがあり，さらにバイポーラ技術を応用したベッセルシーリングシステム（vessel sealing system：VSS）や，ラジオ波焼灼システム（radiofrequency ablation：RFA）などがある。すべて高周波交流電流が用いられるため，高周波電気手術器と称される。一般家庭のコンセントでは50Hzまたは60Hz（1秒間にプラスとマイナスの極性が50回または60回変わることを意味する）の交流電流が用いられるが，この周波数では感電を引き起こしてしまう。感電には，ビリっとした衝撃のようなものから，熱傷，筋収縮，心室細動，心停止までが含まれる。外部からの電流が身体に流れることによって神経，筋肉細胞が一斉に脱分極し，痙攣や心室細動といった症状を引き起こすのである。

　ヒトの細胞が脱分極しやすい周波数は50～100Hzであり，高くなるにつれ神経筋刺激が起こらなくなる。10万Hz以上では目的組織の細胞内温度を上げることができる。**電気メスは30万～50万Hzの高周波を用いているため，患者を感電させることなく，組織の切開・切離，凝固を起こすことができる。**高周波数を手術へ応用したことが，最大のイノベーションであったと言える。ちなみに，一般に30万～300万Hzまでを（RF）と呼ぶことから，電気メスはRF electrosurgeryとよばれる。

電気で何をしているのか
なぜ交流電流の力？

Point

・電気メスは交流電流がメス先電極と対極板の間に流れることで作用する。
・細胞内に交流電流が流れることで，細胞内にある電荷を帯びた粒子が互いに高速で移動を繰り返し，衝突することにより細胞内で熱が発生し，切開・凝固などの組織効果が起こる。

● 電気メス（交流電流）によって細胞で起こる現象

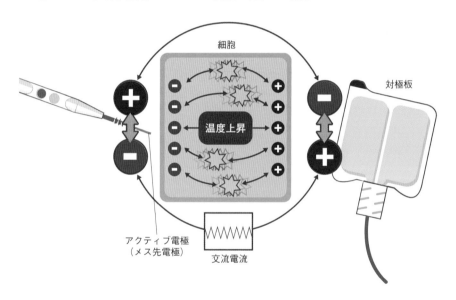

①アクティブ電極（メス先電極）と対極板の間で1秒間に数十万回電流の流れる方向が変わる交流電流が流れる。②細胞内の荷電粒子が高速で動き，粒子同士が摩擦を起こす。③そこで生まれるエネルギーによって細胞内の温度が上昇する。

　電気メスは交流電流の力により細胞を熱し，手術で目にする切開・切離や凝固といった組織効果を一瞬にして起こすデバイスである。この交流電流によって起こる現象について考えてみたい。

　電気メスのアクティブ電極（メス先電極）を組織に当て，出力を行う場面では，以下の現象が起こる。

①電気メスのハンドピース上のスイッチを押し作動させると，アクティブ電極（メス先電極）と対極板（dispersive electrode）の間に高周波交流電流が流れる。

②交流電流が流れると，アクティブ電極と対極板の極性が，1秒間に50万回程度高速でプラスからマイナス，マイナスからプラスと変わる。

③細胞内で電荷を帯びた粒子（ミネラル・タンパク質）が，細胞内で双方向に高速移動を繰り返す。

④高速移動する粒子が衝突することによって摩擦エネルギーが生じ，熱が発生する。アクティブ電極先端に電流が集中することで，細胞内温度が瞬時に上昇する。

　この原理により細胞自体の温度が上昇し，細胞レベルで乾燥（デシケーション）とタンパク質変性が起こり組織効果として凝固（コアギュレーション）が起こる。一気に100℃を超える温度上昇が起こると，細胞レベルで破裂，ヴェポライゼーション（気化反応も含む）が起こり，組織効果として切開・切離として観察される。従って，**電気メスの先端が熱くなることで，組織効果を起こしているのではない**。

電気で何をしているのか
細胞内温度と組織効果

Point

- 細胞内温度の違いによって，組織効果は異なる。
- 60 ～ 90℃では細胞内の水分が減るとともにタンパク変性を起こす（デシケーション＆コアグレーション）が，100℃を超えると水分が沸騰することで細胞は破裂し（ヴェポライゼーション），200℃を超えると細胞は炭化してしまう。
- 電気メスは細胞レベルで温度を変化させ，組織効果を起こす機器である。

●細胞内温度と組織効果の関係

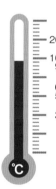

≧200℃：細胞が炭化する（焦げる）

≧100℃：細胞内の水分が沸騰し細胞が破裂する（ヴェポライゼーション）

60～90℃：瞬時の細胞死が起こり，細胞内の水分が減少してタンパク変性を起こす（デシケーション＆コアグレーション）

200
100
90
60
50　緩徐な細胞死が起こる

37　細胞障害は認めない

℃

　交流電流により細胞内温度が上昇する原理について説明してきたが，次に考えなければいけないのは細胞内温度と組織効果の関係である。

①細胞内温度が**60～90℃に到達すると，瞬時の細胞死が起こる**。ダメージを受けた細胞壁から細胞内の水分が失われ（デシケーション：desiccation），タンパク質構造が壊れ再構築することで縮むように再構築される（タンパク変性：cellular desiccation and protein coagulation）。この一連の現象は，ゆで卵でいうと白身のような状態で，白色凝固（white coagulation）とよばれる（コアグレーション）。**脈管のシーリングや止血に必要な良質な凝固を起こすために重要な温度**である。

②一気に細胞内温度が**100℃以上になると，ヴェポライゼーションが起こる**。細胞内は水分を多く含むため，水分が沸点に達し細胞内圧が高くなる。ダ

メージを受け脆くなった細胞壁が壊れ，細胞内容物が弾けるように破裂する。水分を多く含む内容物が白い煙のように見える。

③さらに**200℃以上になると多くの炭素を含む細胞は炭化する**。つまり，焦げになる（黒色凝固：black coagulation）。

　そのほか，**150℃以上になり組織や血液に含まれる糖質が酸化し，キャラメル色となり，粘着性をもつようになる現象をキャラメル化**（caramelization）**とよぶ**（p51）。

MEMO

ヴェポライゼーション（vaporization）

　細胞内の温度が急激に100℃以上になると，細胞内の水分が沸騰して細胞内液が気化し，蒸気を発生させる現象。この気化に伴って細胞内体積が急膨張し，細胞壁が破裂してガス状の細胞内物質が放出される。

デシケーション（desiccation）

　細胞の温度上昇に伴って細胞内の水分が失われる現象。細胞内の温度が45℃以上で100℃未満のときに起こる。温度が100℃に近いほど水分は蒸気となり，細胞は破裂する。この過程は細胞膜の熱損傷によって促進され，通常はタンパク質の凝固とともに起こる。

●ヴェポライゼーション（上）とデシケーション（下）

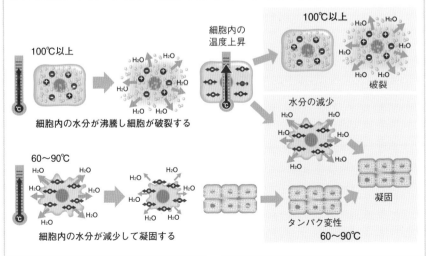

電気で何をしているのか
電気を流すためには電極が2つ必要

Point

・電気メスでは，常に2つの電極を用いて回路を作る必要がある。
・モノポーラ電気メスでは，先端電極と対極板が電極であり，その間で回路を作る。
・バイポーラ電気メスでは，ハンドピース先端の2つのメス先端電極の間で回路を作る。

●モノポーラとバイポーラの違い

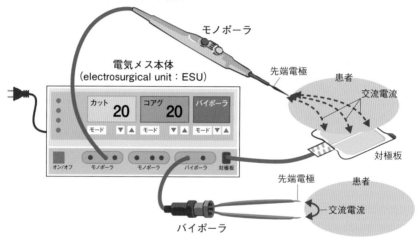

モノポーラ
電気メス本体
（electrosurgical unit：ESU）
先端電極
患者
交流電流
カット 20 コアグ 20 バイポーラ
モード ▼ ▲ モード ▼ ▲ モード ▼ ▲
オン/オフ モノポーラ モノポーラ バイポーラ 対極板
対極板
先端電極
患者
交流電流
バイポーラ

モノポーラでは電気メス先端にあるアクティブ電極と対極板の間で回路を作るが，バイポーラでは2本の先端電極の間で回路を作る。

　交流電流を利用する電気メスでは，電気を流すため2つの電極（electrode）によるサーキット（回路）が必要となる。モノポーラとバイポーラに大別される。モノポーラ電気メスでは，ハンドピース先端のメス先電極（アクティブ電極）と対極板が，それぞれ電極となる。こういった意味においては，**モノポーラ電気メスも「バイポーラ」である**。

　モノポーラ電気メスでは，メス先端電極部に電気が集中し（高い電流密度），効果的に組織効果を起こすようデザインされている。一方で，対極板

も電極であることを忘れてはならない。広い接触面積をもち，電流密度を低く保つことにより局所の温度上昇を抑え，熱傷を防いでいる。一般に術野から離れた大腿部前面に貼られることが多いが，適切に貼られていないと熱傷を引き起こすことがある。これは，対極板が電極である証拠といえる。

　バイポーラの場合，デバイス先端に2つの電極が近接するように位置し，電極間に交流電流が流れる。つまり，**モノポーラとバイポーラの違いは第2電極の目的と位置の違い**である。

電極の位置による組織効果の違い

　モノポーラではアクティブ電極と対極板がそれぞれ電極である。バイポーラでは，ハンドピース先端に2つの電極が位置し，その間に高周波電流が流れることで組織効果が起こる。**電極同士が近接しているため，比較的低出力でも組織効果が起こる**。組織の凝固に適し，シーリング能や止血能が優れるとされ，周辺組織への影響が少ない。最近では，組織の切開を目的としたバイポーラカットモードを有する機種もあり，機能が複雑化してきている。

●モノポーラとバイポーラの電流の流れ方

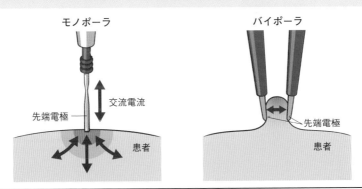

モノポーラでは，高周波電流が組織の深部まで流れることから，組織効果が広く起こりうる。バイポーラでは交流電流のほとんどが電極で挟まれた組織にのみ流れるため，組織の損傷範囲が狭い。

MEMO

直流と交流

電気の流れ方には「直流」と「交流」の2種類ある。

・**直流**：電気の流れる向きや電流（流れる大きさ），電圧（勢い）が変化しない電気の流れ方をいう。例えば，池に豆電球をつないで光らせたときに流れる電気のこと。**電気は常に一方向に流れる。**

・**交流**：電気の流れる向き，電流，電圧が周期的に変化する流れ方。同じリズムで電気が向きを交互に変えながら流れる。例えば，家庭で利用する電気はすべて交流。**コンセントから流れる電気や，電灯をつけている電気は，1秒間に50～60回行ったり来たりを繰り返している（これを50～60Hz（ヘルツ）という）。**

コンセントにさして使う電気製品は，交流用のためプラグをどちらの向きにさしても使える。懐中電灯など電池を使う電気製品は，直流用なので電池の向きに気をつけなければならない。よく DC（direct current ＝直流）や AC（alternating current ＝交流）とも言われるので覚えておこう。

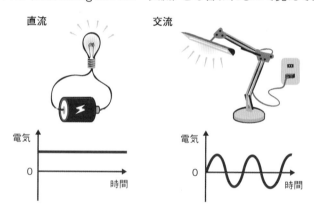

電流，電圧，抵抗

電気は，実際に触れたり見たりすることはできないが，水に例えながら考えてみる。

・**電流（I）**：水の流れに相当し，水と同じように高いところから低いところへ流れる。**回路内のある地点において，単位時間あたりに通り過ぎる電荷の量（電子の数）**を表し，電流の大きさを示す単位には A（アンペア）を用いる。

・**電圧（V）**：水圧に相当し，電気を流すための力が電圧となる。**電気回路内における2点間の電位差**で，単位は V（ボルト）である。

- **抵抗（R）**：水が流れている場所に石を入れると流れにくくなる。同様に，電気を流れにくくするものを抵抗（交流電流の場合はインピーダンス）といい，単位はΩ（オーム）である。**交流回路における電子やイオンの流れ（電流）の流れにくさを表す量である。**
- **オームの法則**：電流（I）の値は，かかる電圧（V）と抵抗（R）によって決定され，I=V/Rの関係にある。水分やイオン含有量の多い生体組織は抵抗値が低い。**脂肪組織や瘢痕組織，電気メスより乾燥・凝固した組織は，インピーダンスが相対的に高くなる。**

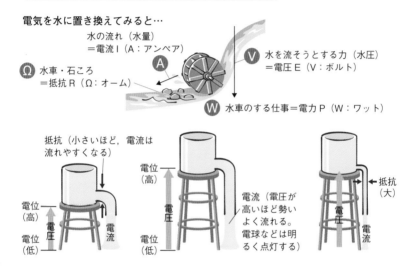

電気を水に置き換えてみると…

水の流れ（水量）＝電流 I（A：アンペア）

水を流そうとする力（水圧）＝電圧 E（V：ボルト）

水車・石ころ＝抵抗 R（Ω：オーム）

水車のする仕事＝電力 P（W：ワット）

抵抗（小さいほど，電流は流れやすくなる）

電位（高）

電位（低）

電圧

電流

電位（高）

電位（低）

電圧

電流（電圧が高いほど勢いよく流れる。電球などは明るく点灯する）

抵抗（大）

電圧

電流

●熱量の公式

$$J = W \times s$$

熱量　　電力　　時間

電力と熱量

- **熱量**：電流が流れたときに発生する熱量のことで，単位はJ（ジュール）である。**電気メスでは組織効果の程度**と考えることができる。
- **電力**：1秒あたりに生じる電気エネルギーのことで，単位はW（ワット）である。電気が仕事をする力＝電力を表し，電力（W）＝電圧（V）×電流（A）となる。電気メス出力の程度を制御する指標として，電力（W）がよく用いられる。電気メスでは電流が組織に流れることで，組織の温度上昇が起こり組織効果を起こす。**電力（W）が大きいほど，この組織効果は大きく，激しくなる。**

電気で何をしているのか
細胞内温度をイメージする

Point

・直視下の手術では，見た目に加え，音や匂い，熱などと組織効果（＝組織内温度）を関連付けて手術を行う。
・内視鏡下外科手術では音や匂い，熱を感じることができないため，直視下の手術で培った経験をもとに，組織内温度をイメージして手術を行う必要がある。

　電気メスによってもたらされる細胞内温度の変化＝組織効果となる。開腹手術のような直視下の手術では，電気メスによる音や焦げた匂い，そして熱を感じることができるため，これらの情報と組織効果を関連付けていきながら，使用経験を蓄積しデバイスについて習熟していく。一方，腹腔鏡手術やロボット支援手術といった内視鏡外科手術は，カメラとモニターを介した視覚情報のみから組織効果を想像しなければならない。温度や音，匂いを感じることができないため，直視下手術で養った感覚や経験に「電気メスの理論」を統合させ，細胞内温度のイメージにつなげたい。**細胞内の温度をうまくイメージできなければ，過度な出力によって意図しない組織効果や組織障害につながる可能性がある。**低侵襲手術とされる内視鏡外科手術では，傷の大きさだけでなく，組織（身体）へのダメージについて考えていくことが重要であり，次世代の内視鏡外科手術や低侵襲手術の課題になるのではないだろうか。

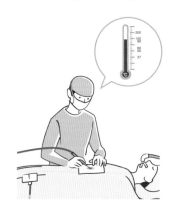

本体の役割
電気メス本体の主な機能

Chapter 2

Point

・電気メス本体の主な役割は，①高周波への変換，②出力コントロール，③デューティーサイクルの調整の3つである。
・最近の本体は，組織のインピーダンス（電気抵抗）もモニタリングし，影ながらサポートしてくれている。

● 電気メス本体（electrosurgical unit：ESU/generator）の役割

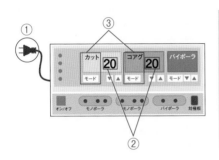

①高周波交流電流（30万～50万Hz）への変換
②出力のコントロール：電圧と電流
③モードの変更 ≒ デューティーサイクル（duty cycle）の調整
④組織のインピーダンス（電気抵抗）のモニタリングと自動出力調整

　上図の①は50/60Hz の家庭用交流電流を，30万 Hz 以上の手術で必要な高周波へ変換している。②は W（ワット）やエフェクトの設定により，電流や電圧の出力をコントロールしている。さらに最近の電気メス本体は，組織のインピーダンス（電気抵抗）を1秒間に何万回もモニタリングし，電圧と電流の出力調整を繊細に行っている。つまり，組織の切れ具合，凝固の程度に応じて最適な出力となるよう自動で制御している。③のデューティーサイクルの調整は，耳慣れないかもしれない。実際には，電気の流れる割合を調整している。切開モードや凝固モード，ブレンド，ドライカットなど，さまざまなモードを理解するうえで重要な概念となる。

29

本体の役割
インピーダンスモニタリング機能

Point

・電気メス本体は常に，組織効果をインピーダンス（電気抵抗）という形で擬似
　的にモニタリングし，最適な出力となるよう絶えず調整を行っている。
・インピーダンスは組織によって異なるため，過信し過ぎてはいけない。
・通電ボタンを押しても，実際には電流が出力されていないことがある。

●電流・電圧をコントロールするインピーダンスモニタリング機能

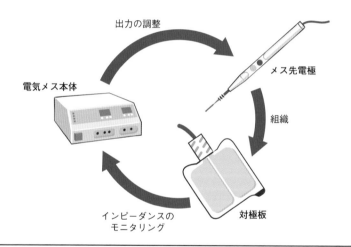

出力の調整

電気メス本体

メス先電極

組織

インピーダンスの
モニタリング

対極板

電気メス本体は，組織効果をインピーダンス（電気抵抗）という形で擬似的にモ
ニタリングすることで，術野に最適な電流・電圧を出力し続ける。

　最近の電気メス本体は，組織効果をインピーダンス〔≒電気抵抗（値）〕
という形で1秒間に何万回もモニタリングし，電気メス本体から出力される
電圧，電流を絶え間なくコントロールしている。
　自動的に本体が組織の焼け具合をチェックし，出力を細かく調整している
のである。これは，オートマ車が自動的にギアを変えているのと似ている。
組織のインピーダンスに応じて出力調整されるため，脂肪の多い組織か繊維

組織かということや，凝固の程度を直接見分けられるわけではない。また，モニタリングしているだけなので，もともとインピーダンスが高い組織（脂肪組織や瘢痕組織など）なのか，組織効果が進みインピーダンスが高くなったのかどうかは判定できるとは限らない。

　水分を多く含む組織はインピーダンスが低く，電気メス本体は凝固（組織効果）が進んでいないと判断し，大きなエネルギーを流す。一方，インピーダンスがもともと高めな**繊維性の組織や瘢痕組織，脂肪組織ではすでに凝固が進んだ組織と勘違いし，自動的に出力を下げる（または停止）ことがある**。実際の出力の大小にかかわらず，ハンドピース本体から作動ボタンを押すと電気メスの作動音は鳴り続ける。これを電気が十分に流れている証拠だと思い込んでいることは多い。このため，作動音が鳴っているのに切れ味が悪いと，出力をどんどん上げてしまう。必要以上の出力設定となり，意図する以上の組織効果や側方熱変性を起こすことにつながりかねない。そのため，インピーダンスモニタリング機能について十分に理解する必要がある。

切れ味の感覚とインピーダンスモニタリング機能

　皮膚や繊維組織を切離するとき，切れないと感じたことはないだろうか。インピーダンスの高い組織（例えば焦げた組織）を切ろうとする場合，組織変性が十分に生じていると電気メスが認識し，出力を落としてしまうことがある。通電作動音は鳴っているのに，電流が流れていないこともしばしばある。出力が弱いと感じたり，切れ味が落ちたように感じたりする理由には，こんな現象が隠されているのである。

　私たちが設定する出力（Wやエフェクトなど）は，最大値を規定しているのであって，実際の出力は思っているより低い。また，組織の凝固（≒変性）が進むにつれてインピーダンスが高くなることで，本体が瞬時に出力を落としていることも忘れてはならない。**焼けない，切れが悪いと感じる場合，この出力調整機能により，実際には電流が出力されていないことが多いかもしれない。**

デューティーサイクルって なんのこと？

Point

- 電気メスにさまざまなモードがあるが，基本的にはデューティーサイクル（duty cycle）の違いによる。
- 切開モードでは低電圧の連続波，凝固モードは比較的高電圧の断続派となる。
- 低電圧の連続波（＝ベッセルシーリング）は，組織の切開のみならず凝固にも適している。

●モードの違いによるデューティーサイクル（Duty cycle）

切開（カット）モード　　　　　　　　　凝固（コアグ）モード

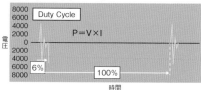

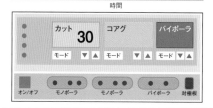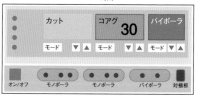

切開（カット）モードはデューティーサイクル100％の低電圧連続波であるが，凝固（コアグ）モードはデューティーサイクルが6％以下の高電圧断続波である。

デューティーサイクルとは，電気メス本体から交流電流が実際に出力されている時間の割合のことである。切開モードや凝固モード，ブレンド，ドライカットといったモードの主な違いは，この割合の違いにある。一般に，電気が流れない時間（休止時間）が短くなると，流れる時間の割合は長くなるため低電圧となる。一方，休止時間が長く，流れる時間が短い場合は高電圧となる特徴がある。

一般に高電圧の凝固モードにおける約5〜6％（断続波）から，純切開モードでの100％（連続波）まで幅がある。この特性の違いにより，異なる切れ

味を感じるのである。**断続波の休止時間が短く，電流が流れる時間が長いほど（長いデューティーサイクル），連続波に近くなり，組織を通電切開・切開する際に引っかかるような感触はなくなる。逆に休止時間が長く，流れる時間が短ければ（短いデューティーサイクル），高電圧となる特徴とあわせ，断続波のため組織の切開・切離の際に引っかかりを多く感じるようになる。**

MEMO

デューティーサイクルと機種の特性

　現在の電気メスでは，出力波形はきわめて複雑に設定されている。さらにリアルタイムでフィードバック補正が入るため，デューティーサイクルの基本的な概念だけではそれぞれの機種の特性を理解するのは難しい。

MEMO

「エフェクト」って何？

　出力される電圧の上限をコントロールする値であり，一義的には組織変性の強さや深さを反映する。VIO（独エルベ社）やARC（独ボーワ社），ESG（オリンパス社）では，ワット（W）設定とは別にこのエフェクト設定ができる。これらの機種は電圧維持型の出力特性を有し，W設定を変更する前にエフェクト値の変更を考えたい。エフェクト値を増加させることで最大電圧値が高くなり，より大きな組織効果を起こすことができる。W値の変化は主に電流量に影響する。Wを増加させることで電流量が大きくなり，組織変性が起こる速さが速くなる。

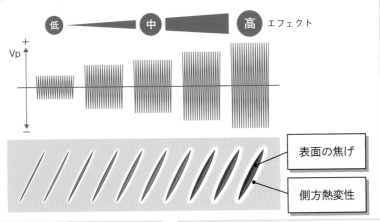

●電力維持型と電圧維持型の出力調整機能の違い（p152）

電力維持型（FT10，System 5000など）

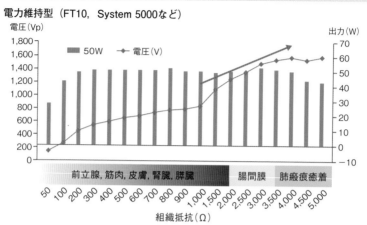

電圧維持型（VIO，ESG-400など）

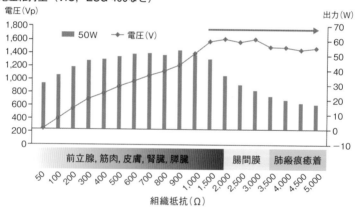

電力維持型では電気抵抗を検出した際に，電圧を上げて電力量を維持，すなわち電流の量を維持しようとする。一方電圧維持型では電気抵抗を検出した際に，電圧を一定に維持，すなわち電流の量が低下する。

　組織のインピーダンス（電気抵抗）の上昇に応じた出力調整機能は，電圧維持型（電流は低下）と出力維持型に大別される。この調整機能の特性が，外科医の好みに影響しているといえる。前述のように近年の電気メス本体は，組織変性の進み具合をインピーダンスとして検知し，実際の出力を調整している。

　Valleylab™ FT10に代表される電力維持型は，インピーダンスの上昇に応じて，設定出力（W）の範囲内で，電圧・電流を増加させることで組織の切開・切離，凝固を進めるタイプとなる。少し切れにくいな，凝固がもう少し必要だなと検知される場合には，設定されている範囲内で出力されるエネルギーを大きくする。これにより，期待する組織効果につながり，直観的に使用できるタイプといえる。

　電圧維持型はVIOに代表される機種で，組織変性，つまり組織のインピーダンスが上昇しても，設定された最大電圧を超えて出力が起こることがないタイプである。インピーダンスが規定値に達するまでは電流量が保たれ，規定値に達すると，それを検知して電圧・電流ともに低下する仕組みを有する。最大電圧が規定されるため，不必要な組織変性や側方変性につながることが少ない。一方で，組織のインピーダンスが高い瘢痕や癒着部などでは，インピーダンスを検知して出力を自動的に落とすため，切れ味が落ちたように感じたり，思ったように凝固が進まない印象を受けたりする。

アクティブ電極の当て方
組織効果に影響を与える
3大要素

Point

・組織効果の大小は，通電時間の長さ，アクティブ電極（メス先電極）の接触面積の大きさ，組織のインピーダンス（電気抵抗）の大きさに影響を受ける。
・アクティブ電極（メス先電極）の接触面積の大きさ＝電流密度が，組織効果の大小に大きく影響する。

電気メスの通電時間を長くすれば組織効果は大きくなる。なかでも**組織効果の程度は電流密度の影響を大きく受ける。組織効果は電気メス先端の当て方（≒電流密度）の二乗に比例するからである。**そのほか，標的組織の電気抵抗（インピーダンス）にも影響を受ける。組織効果をコントロールするため，電流密度（アクティブ電極の接触面積），組織の電気抵抗（インピーダンス），通電時間を意識して電気メスを使用するよう心がけたい。

●組織効果は電流密度や電気抵抗，通電時間に比例する

$$組織効果 \propto \underbrace{(電流/面積)}_{電流密度}{}^{2} \times \overset{\text{インピーダンス}}{抵抗} \times 通電時間$$

∝：比例記号

MEMO

・**電流密度**：電気が集中すればするほど（電流密度↑），組織効果は大きくなる。
・**インピーダンス**：出血が溜まっている部位などはインピーダンスが低くなりやすく，思った組織効果が得られないことがある。逆に，焦げた組織や凝固された組織はインピーダンスが高くなり，電気メスの作用が落ちたように感じることがある。外科医が大事にしている**カウンタートラクション**もインピーダンスをコントロールしていると言い換

えられる。これらは出力レベルとも密接に関連するので，知れば知るほど理解が難しくなるかもしれない。

・**通電時間**：長くすれば組織効果は大きくなる。

アクティブ電極の形状

　ブレード型の電極が一般的に多く使用される。**電極先端の一点を組織に当てようとすると電流密度は高くなり，電極側面を当てるようにすると電流密度は低くなる。**小児ではニードル型電極が使用されるが，先端電極が細い（針状の）ため，必然と電流密度が高くなるので注意する。そのほか，ソフト凝固で使用されることの多いボール型の電極は，組織と接触面積が広くなり，電流密度を低い状態に保ちやすくなる。

●アクティブ電極の主な形状と電流密度

最適な組織効果を得られるよう，先端電極の形状による特性を理解する。

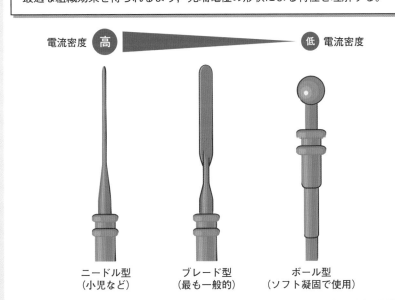

電流密度 高　　　　　　　　　　　　　　低 電流密度

ニードル型
（小児など）

ブレード型
（最も一般的）

ボール型
（ソフト凝固で使用）

アクティブ電極の当て方
電流密度って？

- 組織効果はメス先電極*と組織の接触面積あたりの電流量（電流密度）の二乗に比例する出力設定が同じであっても電流密度によって組織効果は異なる。
- より大きな組織効果を得たい場合，メス先電極*の当て方を意識する。

*アクティブ電極

● 虫眼鏡と対象物の距離によって太陽光の密度は変わる→電流密度の考え方と似ている

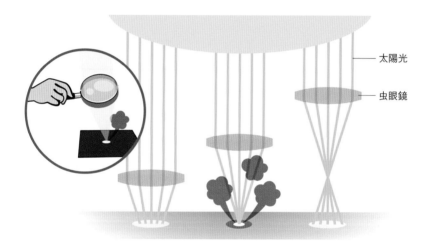

太陽光
虫眼鏡

> 対象物（地面）との虫眼鏡の距離を前後させることで，太陽光の密度（真ん中は一点に集中しており密度が高く，左右は低い）は変化する。

　電極と組織の接触面積，つまりどれだけ電気が集中するかの指標が電流密度であり，虫眼鏡で光を集める実験のイメージと同じである。電流が集中すればするほど，電流密度が高い状態となる。**組織効果は電流密度の二乗で比例するため，同じ出力設定でも組織効果が大きくなる。電気メスによる組織効果を大きくしたければ，出力を上げたり，モードを変更したりする前に，メス先（アクティブ）電極を鋭く当てることを意識する。**

●電気メスの当て方と電流密度

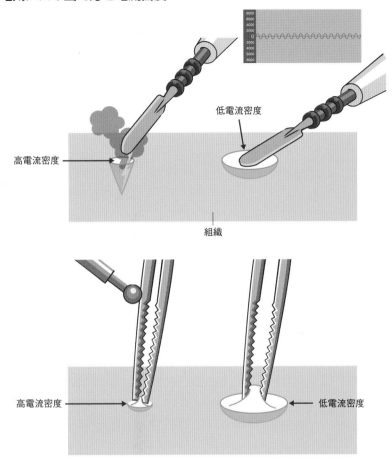

左はメス先電極（アクティブ電極）と組織との接触面積が小さく，電流密度が高くなるため大きな組織効果が得られる。

アクティブ電極の当て方

組織の電気抵抗
（インピーダンス）

Point

・電気メスによる組織効果は，組織がもつ電気抵抗（インピーダンス）の大きさによって体感的な「切れ味」に違いが出る。
・組織によって電気抵抗は異なるため，各組織の電気抵抗の違いを理解する。
・水分を多く含む組織は，インピーダンスが低く電気が流れやすい。

● **組織ごとの電気抵抗（インピーダンス）の大きさの違い**

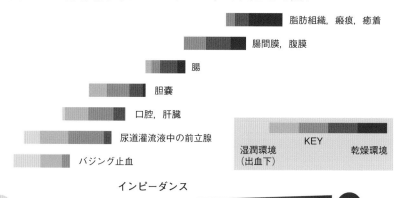

組織ごとに電気抵抗の大きさは異なる。水分が少ない脂肪組織などは電気抵抗が高く，血液を多く含む組織は電気抵抗が小さい傾向がある。

　組織によって電気抵抗（インピーダンス）はさまざまである。一般に電気抵抗は脂肪を多く含む組織ほど高く，肝臓などの実質臓器や水分が多く含まれる組織ほど低い。また，組織の電気抵抗は，凝固といった組織効果の進み具合に応じて急激に上昇する。さらに，人体のもつ電気抵抗値や術野と対極板の距離といった要因も加わり，電気メスのパフォーマンスに影響を与え，「切れ味」の違いの理由となっている。

　対極板貼付部位の皮膚表面の乾燥具合，やせ型や肥満型といった体型（体の水分・脂肪含有量など）といったさまざまな要素から，電気抵抗（インピーダンス）は患者一人ひとりで異なる。同じ出力設定で電気メスを使用する場合，この電気抵抗の違いを切れ味の違いとして感じる。前述のインピーダンスモニタリング機能（p31）により自動的に出力低下が起こると，「切れ味」が悪いといった印象をもつのである。

インピーダンスを意識した使い方と注意点

　肝臓や脾臓などの実質臓器に比べると脂肪組織は組織抵抗（インピーダンス）が高くなる。体が大きい場合にもインピーダンスは高くなり，電気メスのパフォーマンスが落ちたように感じる。その場合，出力レベルを上げる前に，電気メスのアクティブ電極の形状や当て方（電流密度）を工夫する習慣をつけたい。**出血を吸引するなどしてドライな術野にし，メス先をシャープに当て通電する**，といった具合である。

　また，出力維持型と電圧維持型によっても考え方が異なるので，電気メス本体の特性（くせ）に応じた使い方も重要となる。

モードと出力設定

モード名と組織効果は必ずしも一致しない

Point

・各モードの主な違いはデューティーサイクルと電圧・電流出力の違いによるもので，メス先電極（アクティブ電極）の当て方や動かし方により，異なる組織効果となる。

●モード名と組織効果

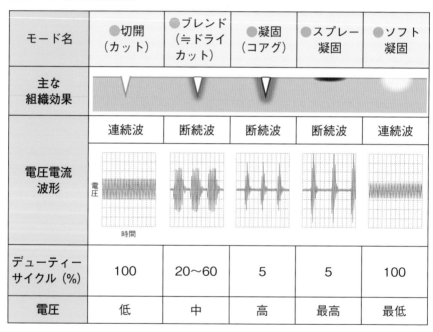

モード名	●切開（カット）	●ブレンド（≒ドライカット）	●凝固（コアグ）	●スプレー凝固	●ソフト凝固
主な組織効果					
電圧電流波形	連続波	断続波	断続波	断続波	連続波
デューティーサイクル（%）	100	20～60	5	5	100
電圧	低	中	高	最高	最低

組織の切開・切離は切開モード（カット）で，凝固は凝固モード（コアグ）というのが，モード名からくる一般的な感覚である。電気メスの原理を理解していくと，必ずしもこの感覚が正しいわけでない。つまり，モード名が連想させる組織効果と，実際の組織効果は必ずしも一致しないのである。電気メスによる組織の切開・切離と凝固は，モードや出力の設定で決まるものはなく，実際には細胞内温度と密接な関係がある（p22）。

　言い換えると，切開モードで組織の切開・切離や凝固ができるし，凝固モードでも同様に組織の切開と凝固が可能である。**同じ出力設定（W）の下では，各モードの主な違いはデューティーサイクルであり，電圧電流波形である。**切開モードはデューティーサイクル（単位時間あたり交流電流が流れる割合）100％の連続波で，凝固モードは5〜6％の断続波となる。例えば同じ30Wの出力では，切開モードは相対的に低電圧となり，凝固モードは高電圧となる。違いはデューティーサイクルであって，実際に出力される「電圧」と「電流」が決まる。臨床的には，**この違いやアクティブ電極の当て方（≒電流密度）・動かし方によって異なる組織効果や切れ味（組織に引っかかる感じ）を感じるのである。切開モード波形から凝固モード波形に進むにつれ，電圧が高くなることで側方熱変性が強くなり止血能が上がっていく（≒側方熱変性が大きくなる）。また，出力時間が短い断続派となるため徐々に切開能が落ちていく（≒引っかかる感じが強くなる）。**

　このようにモードの**出力特性（電圧電流曲線）によって，切れ味や止血能の強弱が変わる。**さらに電流密度（電極の形状や当て方）やアクティブ電極の操作スピード，標的組織への緊張（テンション）のかけ具合，組織のインピーダンス（電気抵抗）などが臨床効果に影響を与える。

モードと出力設定
電気メスのモード

Point

- ・電気メスにはさまざまなモード名があるが，それらはメーカーによって異なる。
- ・電力設定（W）が同じ場合デューティーサイクルと電圧の値は反比例する。
- ・モードの違いはデューティーサイクルと電流・電圧によって規定される。

●主な電気メス機種のモード（p152）

機種		Medtronic		ERBE VIO®3	Olympus ESG-400
		Vallylab™ FT10	Force Triad™		
モノポーラ	●切開 モード ボタン	・ピュア（PURE） ・ブレンド（Blend）		・オートカット ・ドライカット ・ハイカット	・ピュアカット ・ブレンドカット
		・バリーラブ（VL）			
	●凝固 モード ボタン	・ファルギュレート 　（FULGURATE） ・スプレー（SPRAY）		・フォースドコアグ ・スイフトコアグ ・ツインコアグ ・プレサイセクト 　（preciseSECT） ・スプレーコアグ ・フォースドAPC	・フォースドコアグ ・スプレーコアグ ・パワーコアグ
		ソフトコアグ	－	ソフトコアグ	ソフトコアグ
バイポーラ		・Precise ・Standard ・Macro	・Low ・Standard ・Macro	・オートカット ・ソフトコアグ ・フォースドコアグ	・オートコアグ ・ソフトコアグ
				・ハイカット ・ソフトコアグ	電解質溶液コアグ
接続して使用 できる機器 （アドバンス ドデバイス）		LigaSure™		BiClamp BiSicion	THUNDERBEAT （USG-400と併用）

　切開（カット）モード，凝固（コアグ）モードを基本として，ブレンド（混合），ドライカット，スイフトコアグ，ソフトコアグなど多くのモード名があり，機種（electrosurgical unit：ESU）や製品ごとにさまざまなモードが搭載されている。これらモードの主な違いは電気の流れと，デューティーサイクル（p32）と電圧，電流によって規定される。**切開モードは低電圧でデューティーサイクル100％の連続波である。凝固モードでは5〜6％となるが，ブレンド（混合），ドライカットではデューティーサイクルは25〜50％となる**。これらのモードのデューティーサイクルが組織効果に大きくかかわるため，製品ごとにESUにさまざまな工夫がなされている。**同じ設定（W）の下では，デューティーサイクルが短くなるにつれ電圧が増大し，長くなるほど電圧は低くなる**。以下に，主なESUのモードについて，デューティーサイクルの特徴を示す。電圧電流波形の特徴をよく理解したうえで，目的とする組織効果を達成するため適切なモードを選択するようにする。

●デューティーサイクルとモード名

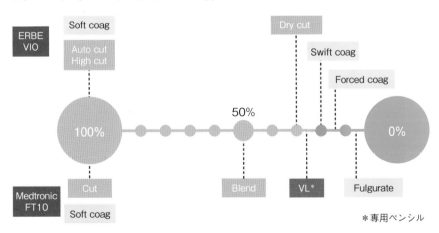

ERBE VIO

Soft coag
Auto cut
High cut

Dry cut
Swift coag
Forced coag

100%　　　50%　　　0%

Cut
Soft coag
Medtronic FT10

Blend　　VL*　　Fulgurate

＊専用ペンシル

> デューティーサイクルは組織効果に影響を与える。

切開モード（カットモード）

Point

・電極先端で組織に電流を流すと細胞レベルの破裂が起こり，メス先電極(アクティブ電極)を水平方向に移動させるよう操作することで，組織の切開・切離が起こる。

・切開モードであっても，アクティブ電極面を組織に押し当てることで電流密度が低くなり，組織の凝固を起こすことができる（白色凝固）。

●切開モード（カットモード）による組織の切開

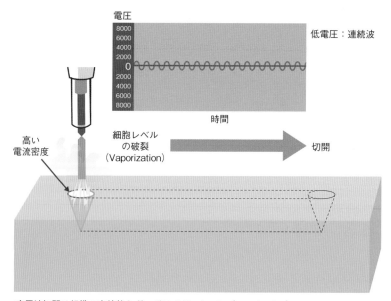

高周波切開は組織の直線的なヴェポライゼーション（vaporization）

電流が一点に集中して組織に流れることで，細胞レベルの破裂が起こる。この状態でメス先電極（アクティブ電極）を水平方向へ直線的に動かすことで切開・切離が起こる。

Chapter 2

　電気メスの先端が組織に接するかどうかの状態で通電すると，電流が一点に集中し高い電流密度となり，細胞内温度が一気に100℃以上に上昇する。細胞内液は瞬時に沸騰し内圧が高くなり，脆くなった細胞壁が耐えきれず，細胞レベルの破裂が起こる（ヴェポライゼーション：vaporization）。さらに，アクティブ電極先端を水平方向に直線的に動かすと，細胞レベルの破裂が連続し組織の切開・切離が起こる。このように**組織の切開・切離には，アーク放電と連続波が必要となるため，切開モードの出力特性が適している**。細胞レベルの破裂により細胞内物質が微粒子状に放出され，周囲にイオンが充満し，伝導性が高くなることよってアーク放電がさらに起こりやすい環境となる。

　切開モード（低電圧の連続波）であっても，電流密度が低くなるようメス先電極（アクティブ電極）先端を面で当てることで，むらの少ない組織凝固（白色凝固）が可能である。例えば**腹腔鏡用フック型電極では，フック型電極先端部分で組織を少しずつ引っ掛けるようにショートピッチで使用すると，電流密度が高くなり切離に適した操作方法となる。逆にフック全体で組織に接触させ押し当てるようにして通電すると，接触面積が大きいために電流密度は低くなり，その結果，組織効果は緩徐となって凝固が起こりやすくなる。**実際にバイポーラやベッセルシーリングシステム（vessel sealing system：VSS）など止血効果に優れたデバイスは，低電圧の連続波（切開モードと同様の波形）を使用していることからも，切開（カット）モードの出力特性が適しているのがわかる。

●電気メスの当て方と電流密度

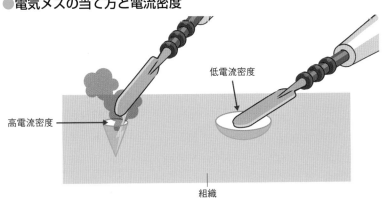

低電流密度

高電流密度

組織

アーク放電（火花放電）を促進するメディア

●アーク放電が起こる仕組み

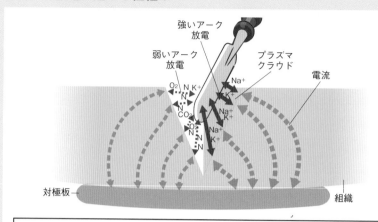

強いアーク放電

弱いアーク放電

プラズマクラウド

電流

対極板

組織

> 電気の伝導率が高いプラズマクラウド中ではアーク放電が起こりやすい。

　電気の伝導率は，アクティブ電極と組織の間に存在する物質によって影響を受ける。組織の切開・切離を始めたときの「メディア（mediumの複数形で，媒体・媒質と訳される）」は大気であるが，いったん組織がヴェポライゼーションされると，細胞内物質が放出され，スチーム状に見える。このように「スチームエンベロープ（steam envelope）」「プラズマクラウド（plasma cloud）」によって伝導率が高まることで，図のようにアーク放電（火花放電）が起こりやすい局所環境となる。**アーク放電を持続的に起こすためには，アクティブ電極が組織に触れるかどうかの状態を維持するよう操作するのが重要**となる。腹腔鏡手術で用いられている二酸化炭素（CO_2）は，大気と比べて30％程度電気伝導性が劣る。そのため，アーク放電が起こりにくくなり，切れ味が落ちるように感じることがある。一方，アルゴンは伝導性が非常に高く，スプレー凝固に用いられる。アルゴンを吹き付けながらスプレー凝固を行う理由は，アーク放電が起こりやすい環境にするためともいえる。生理食塩水でアクティブ電極を濡らす理由は，局所の伝導性を高く保ち，インピーダンスを下げるためでもある。

MEMO

ブースト出力による組織効果の違い

　オリンパス社の pure cut モードでは，通電開始直後に瞬間的に高い出力状態で電流を流す特徴があり（ここではブースト出力とする），組織の切り始めに「鋭い切れ味」として感じることができる。

　電気メス本体を使用してバジングによる止血（鑷子などで脈管を挟み込み，通電封止する操作）を行う場合には，瞬間的な高出力により組織凝固を超え，ヴェポライゼーション（≒細胞レベルの破裂）や炭化を起こしやすい状況となるため注意が必要である。ブースト出力をもたない切開モードか，同じ連続波波形・低電圧出力であるソフト凝固モードを用いる。

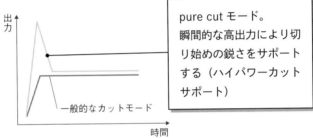

pure cut モード。
瞬間的な高出力により切り始めの鋭さをサポートする（ハイパワーカットサポート）

一般的なカットモード

MEMO

ベッセルシーリングシステムのデューティーサイクル

　脈管のシーリングに特化したデバイスである**ベッセルシーリングシステム**では，**切開モード（100％デューティーサイクル）**の出力を使用しコンピュータによる出力制御機能を有するバイポーラデバイスである。インピーダンスを持続的にモニタリングし，切開モードと同様の連続波が出力されることで，組織温度を60～90℃に保ち，理想的な組織の凝固（白色凝固）を起こす。

ベッセルシーリングシステム（内蔵刃あり）

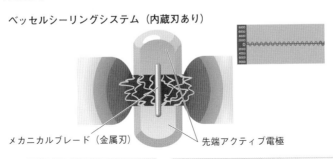

メカニカルブレード（金属刃）　　　先端アクティブ電極

モードと出力設定
ブレンドモード
（混合モード）

●出力特性と組織効果の違い

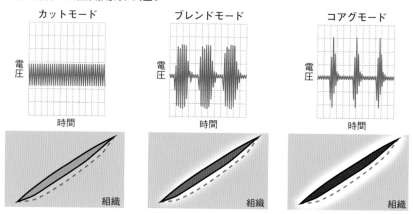

| カットモード | ブレンドモード | コアグモード |

電圧／時間／組織

カットモードでは周辺組織の凝固は見られないが，ブレンドモードでは程よく凝固が起こり，コアグモードでは切開面の炭化や周辺組織の凝固が強くなる。

　断続波の波形を特徴とし，断続波の休止時間が短いと低電圧となり，長いと高電圧となる。**機種によりさまざまな名称で表現されるが，基本的には休止時間の比率が違うだけである**。組織の切開能を優先したい場合は，出力割合が長く休止割合が短い。つまり，デューティーサイクルが大きいほど適している。逆に，切開能を押さえて凝固能を優先したいときは，休止割合が長く出力割合が短いモードを選択する（デューティーサイクルが小さいモード）。この場合，「切れ味」が落ちたように感じる一方，電圧が高くなることで組織深部まで凝固反応が起こることを心に留めておく（≒意図せぬ臓器損傷に注意する）。

●デューティーサイクルと組織効果の関係

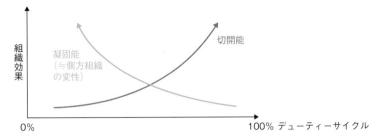

キャラメル化（Caramelization）

　糖だけを100〜200℃に加熱すると褐変するキャラメル化反応が起こる。調理において香ばしさ（または焦げ臭さ）や焼き色（または焦げ色）となる重要な現象である。組織や血液に含まれるグルコースが酸化し，キャラメル色となり，粘着性をもつようになる現象であり，組織の炭化である「焦げ」と分けて理解したい。鑷子などでバジング止血を試みた際に，鑷子先端に組織が固着するのはこの現象が影響している。出血部位にスプレー凝固を行い，「かさぶた」が高速でできるような状態で出血を止めたことがあるかもしれない。これは組織を白色凝固させることで出血源を止血しているわけではなく，キャラメル化により出血箇所にすごい勢いで蓋をしているような現象である。組織凝固による止血とは言い難く，血餅様の蓋が剥がれることによる再出血のリスクがある。**キャラメル化や炭化が起こるとシーリング効果が弱くなり，組織がエネルギーデバイスに固着しやすくなる。**

●炭化とキャラメル化の違い

焦げ ≠ キャラメル化
ぱさぱさ　　　　　べとべと

> キャラメル化は糖が100〜200℃に加熱された場合に起こる褐変反応で，粘性をもつようになる現象。組織の焦げや凝固とは異なる。

モードと出力設定
凝固モード(コアグモード)

● 凝固モード(コアグモード)の特性

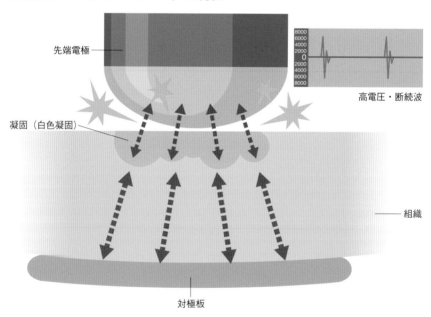

先端電極

高電圧・断続波

凝固(白色凝固)

組織

対極板

高電圧出力であるため組織深部まで熱変性が及びやすいことに注意する(側方熱変性が大きい)。

　モード名のもつイメージから，組織の凝固や止血に適している印象を与える
るが，必ずしもそうとはいえない。デューティーサイクルが短く断続的に流れ
る電流により，組織の温度上昇は切開（カット）モードより緩慢になり，組
織を切開・切離しようとすると引っかかりや切れづらさを感じる。ただし，
一般に電圧が高いため組織深くまで熱変性が生じ，その結果として止血能力
が高くなるイメージを与える（側方熱変性が大きい）。凝固（コアグ）モー
ドは高電圧であることから焦げ（炭化）を引き起こしやすく，また**断続波に
より不均一な組織効果となり凝固が不十分となる**。これは局所で微小な凝固
や炭化が起こると深層組織と絶縁状態となり，電流の流れが不均一になるた
めである。加えて，**高電圧によりアクティブ電極が組織にくっつきやすくな
り，電極を剥がす際に焼痂の剥がれによって再出血が起こりやすくなる。**ま
た，意図せぬ深部組織への熱損傷に注意が必要である。組織を切開・切離
するときの切れ味の悪さを補うため，組織への十分なテンションが必要とな
る。**凝固モードは，その特性を理解し，低出力〔W〕設定にとどめ，目的を
絞って使用するべきである。**

　出血部に対する接触通電凝固では，実際に周辺組織の細胞レベルの破裂
（ヴェポライゼーション）による出血の増悪や，バジング止血の際にアク
ティブ電極を離す時に炭化様組織が電極に粘着し剥がれることで再出血につ
ながる恐れがある。この問題を解決するため，さらに電圧が高い非接触凝固
モードであるスプレー凝固が生まれたともいわれている（p54）。

モードと出力設定

スプレーモード
（スプレー凝固モード）

●スプレーモード（スプレー凝固モード）のしくみ

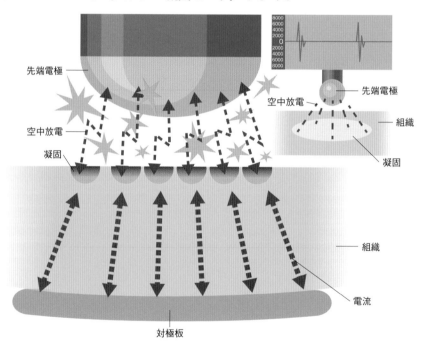

3,000V といった高電圧の電流を組織と接触させることなく放電することで，組織表面を急速に凝固できる。

　3,000V といったかなりの高電圧電流を雷様に放電させることで組織に流し，**非接触的に組織効果を起こすモード**である。微小で緩徐な出血であるOozing（ウージング：滲み出るような緩徐な出血）に対する有効な止血法として重宝され，アルゴンガスとの併用による放電効率を高めたアルゴンプラズマ凝固も使用されている。アクティブ電極先端を組織へ接触させることなく，十分に近づけた状態で使用し，稲妻のように電気を放電することで，高速に組織表面の炭化や凝固を起こすモードである。**組織表面を広範囲に素速く凝固したい場合などは適している**。ただし，**かなり高電圧であるため，組織へ意図せぬダメージを与えたり，鑷子（せっし）など近くの金属性手術機器に放電が起こることで臓器損傷を招きかねないので注意する**。

　一般に，腹腔鏡手術などの内視鏡外科手術では細心の注意が必要である。**絶縁被覆されている手術機器であっても，スプレーモードの高い電圧に耐えられず，機器の破損や電流漏れによる臓器損傷を引き起こすことがある**。スプレーモード専用の手術機器としては，アルゴンガスを吹き付けながら使用する機器（アルゴンレーザーデバイス）がある。

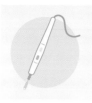

モードと出力設定
ソフト凝固モード

Point

・花火放電（アーク放電）を伴わない低電圧出力モードのため，組織を切開・切離することなく蛋白凝固を行うことができる。
・ベッセルシーリングシステムでの組織凝固をモノポーラで再現できる。
・出力特性を理解せず使用すると必要以上に組織の奥深くまで熱変性を招く可能性がある。

●ソフト凝固モードの仕組み

凝固（コアグ）モードでの組織効果

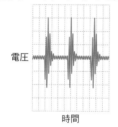

電圧

時間

ソフト凝固

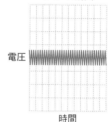

電圧

時間

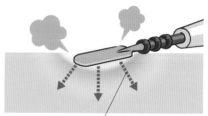

放電による組織の変化

ジュール熱による組織の変化

ソフト凝固モードは低電圧の出力でアーク放電を伴わないため，組織を切開・切離することなく良質な凝固を得ることができる。

　近年の電気メス本体に装備され，呼吸器外科や消化器外科を中心に使用される機会が増えている，接触凝固に特化した無放電凝固モード（連続波）である。**出力設定を上げても電圧が200V以下に保たれるため，アーク（花火）**

放電が起こらず，組織が切れることなく良質な組織凝固をもたらす。アーク放電が起こらないため，組織にアクティブ電極を直接接触させなければ組織効果は生じない。

　ベッセルシーリングデバイス（コンピューター制御のバイポーラデバイス）による組織凝固を，モノポーラ電気メスで再現するようなモード（無変調の超低電圧電気手術モードで予測可能な究極の組織凝固を実現）である。**出力（W）を上げても最大電圧が200V程度以上に上がることなく，その代わりに電流量が増え，より速く組織効果が得られる。**

　ソフト凝固では，出力設定や使用方法が従来のカットモードやコアグモードと同様の考え方で使用すると，有効な凝固が得られないばかりか，必要以上の熱変性を招く可能性があるため，その出力特性を十分理解しなければな

●カットモードとソフト凝固モードの電流・電圧・ジュール熱の変化

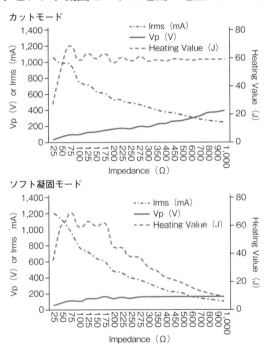

ソフト凝固モードはカットモードに比べ，組織のインピーダンスに比例してジュール熱は小さくなる。電流量が小さくなる。

らない。通常，出力設定を上げると側方熱変性を含む組織効果は大きく，激しくなる。**ソフト凝固では，出力設定が低いとゆっくりと深くまで凝固が起こり，設定を上げることで速く組織効果が起こる一方で浅い組織効果となる。感覚的に使用すると，期待する組織効果とならないことに注意する。**

　実際の出力は，ほかのモードと同様に，組織の変性に応じて，つまりインピーダンスの変化により調整される。低電圧連続波出力と出力の最適化により，焦げることなく，良質な組織凝固を起こし，有効な止血を得ることができるモードである。**組織の凝固が進み，インピーダンスが上昇すると，出力される電流量が低下する。実際の出力されてないにもかかわらず，作動音は鳴り続けることを心に留めておきたい。**

●出力（W）別のインピーダンスと電流の関係（FT10）

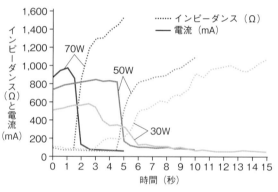

インピーダンスが上昇する（≒組織効果が進む）と電流量の低下が起き，組織効果がそれ以上進行しなくなる。また，出力設定（W）を増加させると，より速く組織効果が起こるのがわかる。

70W（またはエフェクト高）

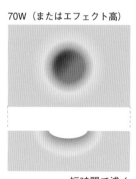

短時間で浅く

50W（またはエフェクト中）

30W（またはエフェクト低）

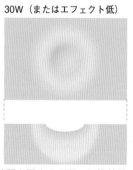

時間を要するが深い組織効果

低出力設定（W，エフェクト）で時間をかけると深くまで凝固することができる。

非接触通電 vs. 接触通電

・組織の切開・切離には「非接触通電」

切開モード（デューティーサイクル100％）＞ブレンドモード＞凝固モード
＊ソフト凝固モードの電圧はおよそ200V以下であり，切開・切離は起こらない。

・組織の凝固には低電圧の「接触通電」

切開モード（デューティーサイクル100％）やソフト凝固モード（デューティーサイクル100％）。

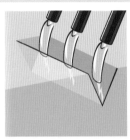
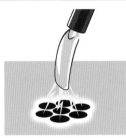
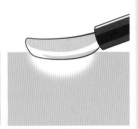

連続波による非接触通電
ヴェポライゼーションが連続して起こることにより組織を切開する。

間欠波による非接触通電
乾燥・炭化していない通電しやすい方向にランダムに放電が起こる。

連続波による接触通電
ジュール熱によりじっくりとタンパク変性が起こる。

　電気メスを使用して組織を切開・切離，凝固する際，メス先先端（アクティブ電極）と組織との関係を考えてみる。**切開・切離するためには電極が組織に触れるか触れないかの位置，厳密にいうと「非接触通電」が効果的である**。理想的にはデューティーサイクル100％の連続波出力である切開モードが適しているが，組織表面のヴェポライゼーションのため止血能は劣る。凝固モードで行うと断続派のためスムーズさは犠牲になるが，高電圧のためより深部まで凝固が起こり止血能が期待できる。ただし，高電圧による組織表面の炭化が課題となる。

　組織の凝固には電極を直接組織に接触させる「接触通電」が適しており，アーク放電のリスクの低減にもつながる。バジングがこれに相当する。電圧が高いと接触部周辺の非接触部で通電が生じるため，出力レベルやモードの選択には注意する。

モードと出力設定

ソフト凝固モードでの留意点

　ソフト凝固ではボール電極が勧められることがある。これは，電極を組織に接触させた場合，接触面積が広く，電流密度が低い状態が保ちやすくなるためである。ただし，アクティブ電極の組織への当て方や出力設定次第で，スパチュラ型やフック型でも有効に使用することができる。その際，スパチュラ型電極の側面を用いたり，フック型電極全体を組織に当てるように用いるのがコツとなる。

　熱エネルギー（J）は，出力 W〔電圧（V）×電流（I）〕×時間（t）からも明らかなように，一般的に通電時間に比して大きくなる。ソフト凝固の最大電圧はおよそ200V に制限にされ，ヴェポライゼーション（vaporization：細胞内温度が急激に100℃以上となり，細胞が破裂し内容物が飛散する現象）はほとんど起こらない。他モードと比較して電流量が大きいが，比較的長い時間通電（数秒〜長い場合，分単位）することが多く，予想以上に凝固層が深くなる。そのため，対極板貼付部位の皮膚温度が上昇し，対極板が適切に貼付されている場合であっても熱傷を起こすことが知られている。**長時間通電が予想される場合には，貼付面積の広くより安全性の高い対極板の選択や対極板の2枚貼付が勧められている**。60秒を超すなど長い時間通電する際は，通電を休止する時間を置くといった工夫も有効である。

ボール電極と生理食塩水の滴下効果

●生理食塩水を滴下したボール電極の組織効果

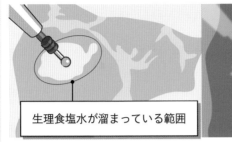

生理食塩水が溜まっている範囲

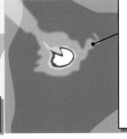

生理食塩水が流れ溜まる場所でも組織効果が生じる（≒血液でも同様である）

サーモグラフィーからも電極が接触する場所以外にも温度上昇が起こっていることが見て取れる。

　生理食塩水の滴下には，**電極先端の冷却や組織との安定した接触面積の確保，電極の組織への粘着防止といった効果が期待できる**。生理食塩水の滴下により組織インピーダンス（電気抵抗）が低く検知されることで，電気メス本体からの高出力状態が持続される。組織凝固の進行により組織インピーダンスが上昇し，本体からの出力低下が起こるべき状況にもかかわらず，高出力状態が持続する。そのため，**想像以上に組織の深層まで，または広範囲まで熱変性が及んでしまい，意図せぬ臓器損傷につながることもある**。

　滴下する生理食塩水は電極が濡れる程度で十分効果を発揮するので，過度な滴下速度にならないよう注意する。**組織効果の深さは目視で直接的に確認することができないため，実臨床で使用する前に模擬的な環境下でシミュレーションすることで感覚を掴みたい。電極接触部位だけでなく，生理食塩水や体液を通じて広範囲に組織効果を引き起こすことも忘れてはならない**。

　低出力設定では組織効果を起こすために長い通電時間が必要となる。初めて使う場合や慣れない場合にはある程度の高出力設定で使用することを勧めたい。あくまで目安だが，VIO であればエフェクト6〜8程度，FT10であれば60〜80W といった感じになる。

モードと出力設定
電圧レベルと組織効果

●電圧の違いと組織効果

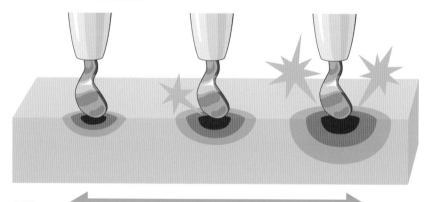

電圧　←低い　　　　　　　　　　　　　　高い→

側方熱変性が小さく，　　　　　　　　　側方熱変性が大きく，
浅い範囲である　　　　　　　　　　　　深くなる

> 電圧が低ければ側方への熱変性が小さくなり，組織に対してより低侵襲になり，
> 電圧が高ければ得られる組織効果も大きく，激しくなる（側方熱変性も大きくな
> る）。

　一般に電圧が高くなると，組織表面の炭化（≒焦げ）が起こり，より組織
深くまでの熱変性が起こる。また，アクティブ電極（≒メス先先端）に固着
する焦げ（炭化）も起こりやすくなる。**同じような出力設定（W）の下で
は，電圧はカット＜ブレンド（≒ドライカット）＜コアグモードの順で高く**

なる。このようにコアグモードの電圧は高く，**周辺組織へ熱変性が波及する**ことで，**止血が得られるように感じるのである。ただし，周辺組織への過剰な熱変性により，神経障害や消化管損傷等の臓器損傷につながる場合がある**ため注意が必要である。火傷をしたとき，時間が経ってから熱傷範囲が広がりを感じることがある。この現象と似たようなイメージである。

　電気メスの視点からは，真に身体にやさしい手術は，最低限の出力設定で行う手術と言い換えることができる。

●目的とする組織効果とデューティーサイクル

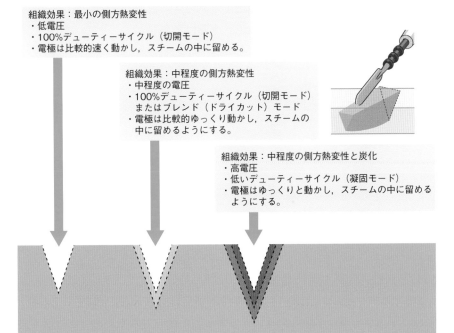

組織効果：最小の側方熱変性
・低電圧
・100％デューティーサイクル（切開モード）
・電極は比較的速く動かし，スチームの中に留める。

組織効果：中程度の側方熱変性
・中程度の電圧
・100％デューティーサイクル（切開モード）
　またはブレンド（ドライカット）モード
・電極は比較的ゆっくり動かし，スチームの
　中に留めるようにする。

組織効果：中程度の側方熱変性と炭化
・高電圧
・低いデューティーサイクル（凝固モード）
・電極はゆっくりと動かし，スチームの中に留める
　ようにする。

> 切開モードは低電圧の連続波（デューティーサイクル100％）であるが，断続波（デューティーサイクル5〜60％）になるにつれて電圧が高くなり凝固効果が高まる。白色凝固を得意とするソフト凝固は，ベッセルシーリングデバイスと同様に超低電圧（200V以下）の連続波を出力する。

対極板

対極板も電極である！

Point

・対極板も電極であることから，貼付部位に熱傷を引き起こすことがある。
・対極板は接触面積が広いため，組織の温度上昇は小さく抑えられる。
・金属を含む刺青，人工関節や心臓ペースメーカーを先端電極と電極版の間に挟まないよう貼付する。

●対極板（dispersive electrode）を避ける部位 （＝電気のムラを起こさない）

・圧迫を受ける部位
・骨が突出した部位
・関節などの屈曲する部位
・皮膚瘢痕部位
・皮膚損傷・皮膚変色部
・毛深い部位
・体内に金属製インプラントがある部位やその付近
・血流の悪い四肢
・刺青（タトゥー）部

　対極板（dispersive electrode）の面積は電気メス先端のアクティブ電極に比べて大きく，高周波電流の電流密度を低く保ち，組織の温度上昇を抑えるようにデザインされている。このため，貼付部の組織温度上昇は小さくなる。術野にできるだけ近く，電流密度ができるだけ均一となるよう平坦な部位に貼るのが原則である。

　高周波電流は対極板の面に均一に流れているわけではなく，術野に近い対極板の縁に集中する傾向があるため注意が必要である。一般に，広い面を術野に向けて貼ることで電流密度が低くなり，電流の集中によって生じる熱傷のリスクを低減することができる。

MEMO

対極板を貼付する際の注意点

●不適切な例

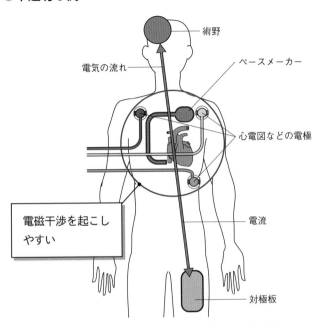

術野

電気の流れ

ペースメーカー

心電図などの電極

電磁干渉を起こし
やすい

電流

対極板

> 赤色の電極板は右鎖骨下窩，黄色の電極板は左鎖骨下窩，緑色の電極板は
> 左前腋窩線上で最下肋骨上にそれぞれ装着する。

　電流密度が不均一となり，電流が集中することで熱傷を起こすリスク
がある。刺青（タトゥー）も金属粉を含むので貼るのは避ける。リード
を含むペースメーカー，金属埋込部または人工関節，刺青が電気メス先
端と対極板の間に挟まれないよう努める。成人では可能な限り患者下面
や側面でなく，上側に貼る。腕などに巻きつける場合は，触れ合ったり，
重なり合わないように注意する。

　ペースメーカー本体やリードには特に注意が必要である。不要な除細
動が作動したり，ペースメーカーの設定が変わってしまう原因となる。
また，リードを介して心筋が焼けてしまうリスクが知られている。電極・
ケーブルの近くも電磁干渉を起こすためできるだけ避けたい。

対極板

より安全な対極板：2面型対極板を用いた対極板接触監視モニタリング

Point

- 対極板には1面型と2面型の2種類が存在する。
- 2面型対極板は剥がれてしまった際にそれを検知する「対極板接触監視モニター」があり，安全性の向上が図られている。

●1面型対極板と2面型対極板

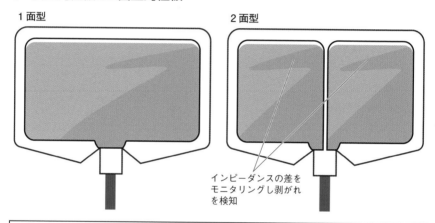

1面型

2面型

インピーダンスの差をモニタリングし剥がれを検知

> 対極板は1面型（単極型/スタンダードタイプ）のものと2面型（双極型/デュアルタイプ，二極性対極板とも称される）のものに大別される。

　貼付部位の熱傷リスクを低減するため，**安全性の観点から2面型対極板が推奨されている**。1枚の対極板に2つの電極が配置され，対極板の剥がれを検知する仕組みを有する。実際には，微弱な監視電流を流し，対極板のそれぞれの電極（2面）の組織抵抗を計測し，対極板が適切に貼られているかを検知する。これにより対極板の安全性向上につながっている（**対極板接触監視モニター**）。すでに多くの施設で2面型対極板が導入されている。自施設の対極板の種類を確認されたい。

MEMO

対極板による事故

　下図のように両電極がくっついた状態で貼付されると，適切に貼付されていなくても電気メスが作動してしまい，予期せぬ熱傷の原因となる。

● **対極板が適切に貼付されていない例**

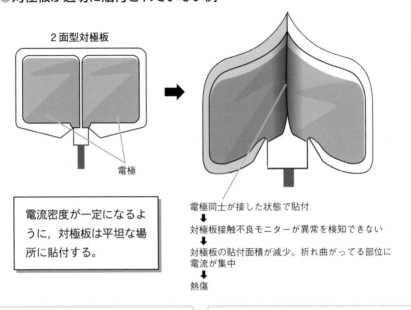

2面型対極板

電極

電流密度が一定になるように，対極板は平坦な場所に貼付する。

電極同士が接した状態で貼付
↓
対極板接触不良モニターが異常を検知できない
↓
対極板の貼付面積が減少。折れ曲がってる部位に電流が集中
↓
熱傷

MEMO

対極板に求められる条件

　米国医療機器振興協会（Association for the Advancement of Medical Instrumentation）では，700mA の電流を60秒間通電して対極板の貼付部位の皮膚の温度上昇が6℃以内という基準が設けられている。対極板の一部に電流が集中して熱傷を起こす可能性がある電流密度は30mA/cm^{2}といわれている。

「エッジ効果」と「コーナー効果」，そして対極板にあるリングの役割

　対極板の貼付部位では皮膚温度が上昇するが，温度上昇は均一な分布ではない。長方形の対極板では，長辺を術野に向けるように貼付するのが基本となる（対極板ごとに適正な使用方法が異なるため，添付文書に定める貼付を行うようにする）。**高周波電流は均一に流れるのではなく，対極板のエッジやコーナーに集中する特徴があり，同部位で皮膚温度の上昇が大きくなるとされている。**対極板のなかには電極外周にリング形状の電極を配置している製品があり，コーナーに集中しがちな電流を分散することで，熱傷リスクの低減につながる構造となっている。

●エッジ効果とコーナー効果

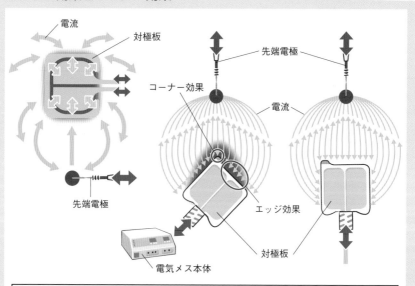

高周波電流は対極板の全体に均一に流れるわけではなく，エッジやコーナーに集中する特性があるため，長辺を術野に向けて貼付する。

容量結合型対極板：MEGA SOFT™

　コンデンサーの原理を用いた特殊なマット型対極板である。貼付タイプの対極板ではなく，身体との接触面積を広く得られるように患者の下に敷いて使用する。一般的な貼付型対極板を使う場合と組織効果に違いが生じることがあるため注意されたい。小児領域で導入されていることが多いが，全身熱傷患者など対極板の貼付場所に困ったときには有用である。繰り返し使用ができることも特徴である。

　ERBE 社の電気メス本体に搭載されるハイカットやエンドカットでは使用しないよう注意喚起されている。メガソフトは体重11.3kg（25ポンド）以上の患者に，メガソフト（小児用）は体重 0.35〜22.7kg までの患者に使用する。

●容量結合型対極板

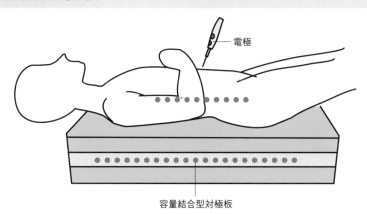

電極

容量結合型対極板

> 繰り返し使用できるなど対極板に比べてメリットもあるが，一般的な対極板と比べると組織効果に違いが生じることがある。

バイポーラについて
バイポーラは凝固が得意

Point

・バイポーラの特徴として，ハンドピースの先端に2つの電極をもつ。
・電極同士の距離が近いため，比較的低出力で良質な凝固効果を得ることができる。長く通電すると周辺組織に組織効果が及ぶことがある（マッシュルーム現象とよばれる）。

●バイポーラによる凝固

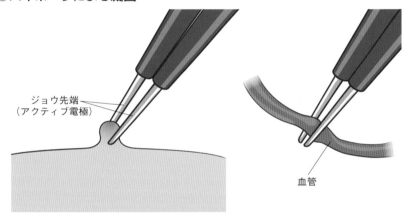

ジョウ先端
（アクティブ電極）

血管

> モノポーラの切開モードと同じ低電圧の連続波出力で，組織の凝固や脈管のシーリングを得意とする。

　電気メスでは2つの電極の存在が必須となる。モノポーラではアクティブ電極と対極板である。**バイポーラでは，ハンドピース先端のジョウが電極となり，2つの電極間に高周波電流が流れることで組織効果が起こる。バイポーラは電極同士が近接しているため，モノポーラと比べて低出力で同様の組織効果が得られる。**モノポーラの切開（カット）モードと同じ連続波（100％デューティーサイクル）が出力されるため**低電圧であり，組織の良質な白色凝固が得られやすい。また，近接する電極で組織を挟み込むようにして使用**

することから，**周辺組織への影響が少ないのが特徴**である。ただし，通電時間が長くなると組織効果が周辺組織に広く及ぶこともあるため注意する（マッシュルームエフェクト）。**生理食塩水下や出血している状況下でも組織効果を起こすことができ，止血を得ることができる。**

　現行の電気メス本体（electrosurgical unit：ESU）には，電圧値の異なるバイポーラモードが搭載されている。モノポーラでいう切開モード（やや高電圧）で組織を切開・切離できるモードや，ソフト凝固モードのように低電圧で凝固能や止血能に優れるモードである。電極先端から閉じる構造をもつフォーセプス（ピンセット）型のバイポーラでは，先端同士が触れ合いやすく，挟み込まれた組織に電流が十分流れず期待する組織効果が得られない場合がある（バイパスとよばれている）。

バイパス効果と
マッシュルーム効果

Point

- 電極の先端同士が接することで，意図した組織効果がえられない場合がある（バイパス効果）。
- 挟み込んだ組織のインピーダンスが高くなることで，電流が周囲に流れてしまい周辺の組織へ熱変性が生じてしまう場合がある（マッシュルーム効果）。

●バイパス効果とマッシュルーム効果

バイパス効果

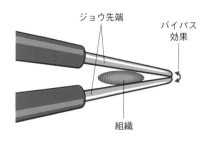

マッシュルーム効果

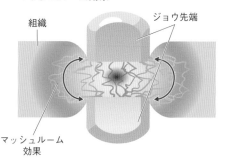

バイポーラの先端電極同士が接してしまうことで，目的の組織に十分な電流が流れないことがある。また，組織への通電を続けると，ジョウ先端に挟まれた部分の組織の，インピーダンスの上昇により目的とした箇所以外へも電流が流れてしまう。

　ジョウ先端が先行して閉鎖するタイプのバイポーラデバイスでは，**ジョウ先端同士が接することで挟み込んでいる組織に十分に電流が流れず，意図する組織効果が起こらなくなってしまうバイパス効果**が起こりうる。初学者はハンドピースを強く握り込む傾向にあり，組織効果が起こりにくいと感じバイポーラを毛嫌いすることがある。また，出力を上げて使用してしまうこともある。この原理を理解して，ジョウ先端で適度に組織を挟み込み，握り込みすぎることなく通電させてみるとよい。

バイポーラデバイスは，まず，ジョウと対極ジョウの最短距離である部位の組織効果が起こる。組織効果が進み，同部位のインピーダンス（電気抵抗）が高くなると，図のように周辺へと電流が流れ，側方への熱変性が生じることがある。これがマッシュルーム効果である。**金属製クリップ近傍でバイポーラを使用する場合は，クリップに通電することで挟んでいる組織が脆くなることもある。術後出血につながるため，特に注意したい。**

ベッセルシーリングデバイスでのスチーム拡散が注目？

ベッセルシーリングデバイスのジョウで組織を圧挫し通電すると，**細胞内で温められた水分が細胞外へスチームのように広がることがあり，このスチーム熱による周辺臓器への影響が懸念されている。**神経障害など実際に有害事象につながるかは推測の域を出てないが，十分注意したい。この現象は，ベッセルシーリングデバイスだけでなく，デバイスの原理からモノポーラ・バイポーラ電気メスや超音波凝固切開装置でも起こりうる。

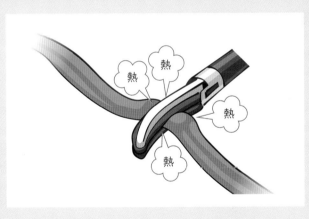

アドバンスドバイポーラ

●アドバンスドバイポーラの電流経路

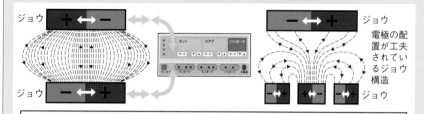

組織効果を得たい箇所だけでなく，場合によっては意図していない場所にも電流が流れる可能性がある。

　　組織のインピーダンスなどをモニタリングし，コンピューター制御により出力が調整されるバイポーラデバイスである。先端ジョウで組織を圧挫した状態で高周波電流を流すことで組織を凝固する。脈管のシーリングに用いられることが多く，特に，**脈管シーリングの目的で使用するデバイスは，ベッセルシーリングシステム（VSS）と称され，最大7mmの脈管のシーリングが可能**とされる。電極であるジョウの極性が変わるという仕組みが一般的であるが，デバイスによっては複雑な電極配置を有するものもある（右図）。

　　通電中は組織のインピーダンス（電気抵抗）に応じて出力レベルが調整され，良質な凝固が得られるようデザインされている。シーリングに加え内蔵刃で切離ができるデバイスや，内蔵刃がなくシーリングのみを目的としたデバイスもある。ジョウの幅が大きく，先端形状が鈍であることから，一般的に剥離能や細かな操作が超音波凝固切開装置に劣るとされる。デバイス選びには，再使用できるデバイスもあり，先端形状や内蔵刃の有無，費用などが外科医の嗜好に影響を与え，総合的な判断に基づいて使用される。電気メスと異なり，消耗品であるハンドピースと特定の本体との組み合わせでしか使用できない。使い方によるが，**ジョウ先端の温度は100℃を超えることはなく，超音波凝固切開装置より低く制御される**。組織をジョウで圧挫し通電するため側方熱変性が起こりにくいが，使用する状況によっては注意を要する。

Chapter 3

実践編：
能力を引き出すためのコツ

電気の流れは目に見えない

Point
・電流は目でとらえにくいため，意図しない場所で熱変性が起こる可能性がある。
・インピーダンス（電気抵抗）の高い箇所への通電は注意が必要。

●組織効果に影響する要素：電極の当て方と出力波形

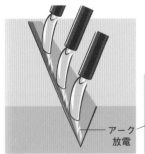

アーク
放電

連続波による非接触通電
ヴェポライゼーションが連続
して起こることにより組織を
切開する

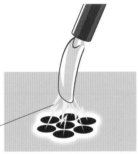

間欠波による非接触通電
乾燥・炭化していない通電し
やすい方向にランダムに放電
が起こる

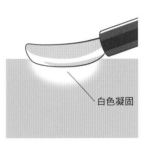

白色凝固

連続波による接触通電
ジュール熱によりじっくりと
タンパク変性が起こる

アーク放電（火花放電）は導電性の高いプラズマクラウド中で発生しやすい。

　電気メスと対極板の間に電気が流れ，電気が集中する場所で熱変性が起こる。凝固した組織や焦げた（炭化）組織に通電する場合は，必ずしも狙った場所に電気が流れるとは限らない。予想もしない場所に流れ，臓器損傷の原因となるため注意したい。

　アクティブ電極から目的とする組織以外へアーク放電（火花放電）が流れるのを目にしたことがあるだろう。**鑷子や金属クリップへ閃光（プラズマ）が観察されるということは，目的としない場所へも電流が流れていることを意味する**。つまり，200V以上の電流が流れているということであり，目的としない組織にも熱変性を起こす原因となることを意識することが重要である。

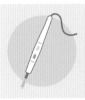

目に見えない組織効果をイメージする

Point

- 組織効果の範囲は，肉眼で確認できる範囲よりも広い。
- 対象臓器により適切なモードを選択する。周辺組織への影響を最小限にしたい場合は，低電圧の短時間通電に心がける。

●サーモグラフィにみる熱変性の範囲

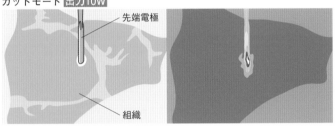

カットモード 出力10W
先端電極
組織
通常の見た目　　　　　　サーモグラフィ

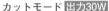

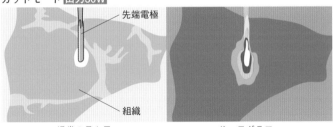

カットモード 出力30W
先端電極
組織
通常の見た目　　　　　　リーモグラフィ

同じカットモードであっても，出力が10Wの場合と30Wの場合では組織効果の範囲が肉眼で見ている範囲よりも異なることに注意が必要。

　電気メスを使用すると，標的組織周囲まで熱くなるのを感じることがある。**電気メスによる熱変性の範囲は，肉眼的に組織効果を確認できる範囲より若干広くなることを忘れてはならない**。特に神経周囲や温存臓器の周囲で電気メスを使用する際は，細心の注意を払いたい。

電流密度を操る
＝電気メスの当て方

Point

・電気メスによる組織効果には，アクティブ電極の当て方，組織の電気抵抗（インピーダンス），通電時間が影響する。

・アクティブ電極の当て方が電流密度を操る秘訣であり，異なる組織効果の違いを生み出す。

●電気メスの当て方による組織効果の違い

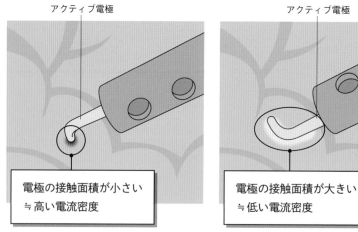

アクティブ電極

アクティブ電極

電極の接触面積が小さい
≒高い電流密度

電極の接触面積が大きい
≒低い電流密度

図左のように電極の先端を組織へシャープに当てる場合には切開・切離効果が強くなり，図右のように組織へ優しく押し当てると凝固が起こりやすい。ただし，出力レベルも影響するので注意が必要。

　　電流密度を操るカギは，メス先のアクティブ電極をどのように組織に当てるかである。どれだけ電気を集中させるかと言い換えることができる。組織効果には"メス先の当て方（電流密度）"と"組織の電気抵抗（インピーダンス）"，"通電時間"が影響し，なかでも当て方（電流密度）の与える影響がひときわ大きい。

メス先のアクティブ電極をどのように動かすかも忘れてはならない。メス先端が組織に当たるかどうかの状態で通電すると（非接触通電），電気が集中する状況となり，高い電流密度のもとで細胞内温度が一気に100℃以上に上昇する。このような状態を保ちながら，メス先端を水平方向へ動かすことで，連続的なヴェポライゼーション（細胞内圧の上昇により破裂し内容物が放出される現象）が起こり，組織が切れるように見える。これが組織の切開である。

　一方，メス先端を図右のように面で，組織へ優しく押し当て通電すると，電流密度は低い状態になり，細胞内温度は比較的緩徐に上昇する。組織の温度が60〜90℃に留まることで白色凝固が起こる。電流密度が低い状況であっても，出力が大きい場合は，一気に200℃以上となり黒色凝固（焦げ）が生じる。

　電気メス先端電極の腹の部分でベタッと当てる場合は組織効果がゆっくりマイルドに起こる（接触通電）。電極先端が触れるか触れないかのレベルで当てるときは瞬間的な組織効果となる（非接触通電）。当然，通電時間が長くなると組織効果は大きくなる。

アクティブ電極の形状はどのように影響するか

　アクティブ電極には一般的なブレード型に加え，フック型や針（ニードル）型，ボール型などがあり，これらの形状は，組織との接触面積，つまり電流密度を規定する。

　アクティブ電極の組織への当て方によって，電流密度は大きく変化するが，一般に小さく鋭い形状の先端ほど組織の切離に適し，大きく扁平な形状ほど凝固に優れる。

●モノポーラ電気メスのアクティブ電極の形状

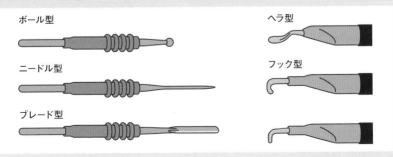

ボール型

ニードル型

ブレード型

ヘラ型

フック型

脈管シーリングは「切開モードor ソフト凝固」で！

Point

・鑷子などを用いてバジング止血する際は切開モードが適している。
・細かな脈管を把持して通電凝固する際には，相対的に出力が高くなのため注意する（電流密度が高くなるため）。

●鑷子や鉗子を使ったシーリング操作（バジング）

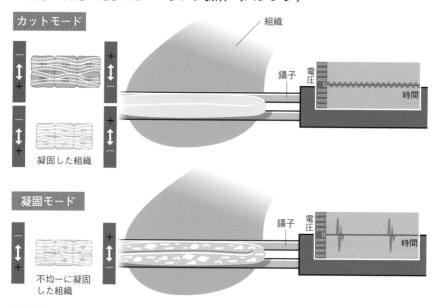

カットモード

組織

凝固した組織

鑷子

電圧

時間

凝固モード

不均一に凝固
した組織

鑷子

電圧

時間

組織を鑷子や鉗子で組織をつまんで通電すると組織凝固を得られるが，細かな脈管の場合には電流密度が高くなり，電流量が増えることで組織に損傷を与えてしまう。

　脈管を鑷子などで把持し，モノポーラ電気メスを用いて通電シーリングする操作はバジングと呼ばれる。**低い電圧の連続波出力（デューティーサイクル100％）である「切開」または「ソフト凝固」モードで行うことで，より均一で良質な組織凝固を得ることができる。**

　鑷子で組織をつまむ量により電流密度が変化することも忘れないようにしたい。細かな脈管のバジングでは，高い電流密度になりやすく，同じ出力設定で通電すると相対的に電流量が増えてしまう。エネルギー過多により凝固止血が得られるどころか，組織が破裂するような現象となり，出血を悪化させることにもなりかねない。

　バジングで凝固モードを使用すると，断続波である特性から組織効果にムラが生じやすい。また，高電圧のため炭化やキャラメル化を起こしやすい（p51）。さらに，鑷子を離そうとすると組織が粘着しているためシーリングが破綻する場合もある。

MEMO

高電圧での凝固が有効な場面もある

　細かな血管がある腸間膜や，温存する必要組織（脈管など）が少ないが血流の富む脾臓や子宮，腎臓などの実質臓器は，ある程度周辺組織まで凝固を行うことで出血量を少なくできる。通常より高い電圧レベルでの使用が効果的な場面もある。一方で，温存したい脈管や神経など周囲では，高い電圧設定による出力によって，外見上は影響がないように見えても，実はダメージを与えている場合がある。特に内視鏡外科手術は，触覚や奥行き感が失われるだけでなく，温度や音，焦げた匂いを直接的に感じることができない。視覚情報に頼った手術のため，エネルギーデバイスの原理や特性を十分に理解する必要がある。

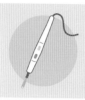

内視鏡外科手術で失うもの

Point

- 内視鏡外科手術など体壁を隔てて行う手術では，音や匂い，熱さなどを直接感じることができない。
- 電気メスの観点からも低侵襲手術に努めることが重要。

● 内視鏡外科手術では音や匂い，熱さなどが感じられない

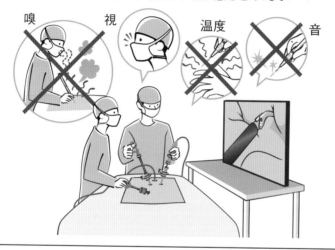

内視鏡外科手術では視覚情報のみに頼ることとなるため，開腹手術などの経験に電気メスの原理・理論を統合させて手術を行う。

　近年，さまざまな手術で低侵襲性が追求されている。なかでも，軟性内視鏡手術，胸腔鏡手術，腹腔鏡手術，ロボット支援手術などの体壁を隔てて行う手術では，音や匂い，熱さを感じることが難しい。視覚情報が中心となるため，電気メスにより組織へ過剰なダメージを与え，患者の身体に負担を強いているかもしれない。臨床により習得した電気メスの手技や使用経験に"理論"を統合させ，低侵襲に努めることが重要である。

　合言葉は「Minimally Invasive Electrosurgery!!」

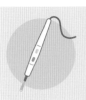

結紮した後は，剪刀で切る！

Point

- 結紮した脈管などを切離する場合，電気メスを使用すると結紮部位に電流が集中し意図せぬ損傷を引き起こすことがある。
- 結紮部の切離には，剪刃を用いる。

●電流が集中しやすい場所

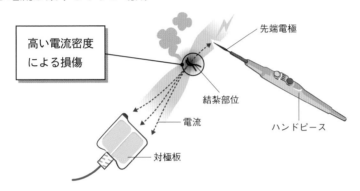

高い電流密度による損傷

先端電極

結紮部位

ハンドピース

電流

対極板

　電気は電気メス先端と対極板の間に流れるため，その途中に電気が集中する箇所があると組織損傷を引き起こす。結紮した脈管などを切離する際，電気メスを用いて通電切離することはないだろうか。血管や組織（虫垂根部など）を結紮し，その末梢側を通電切離するような場合である。**結紮部位に電気が集中，つまり電流密度が高くなることで，凝固などの組織効果が起こり，遅発性の出血や消化管穿孔の原因となる。**臓器損傷の原因として十分に知られていないため注意したい。結紮部組織の温度上昇によって縫合糸が溶けることもあり，術後早期出血の原因のひとつかもしれない。特に**吸収糸による結紮の場合には糸が溶けてしまうことがあるため注意する。結紮遠位部の通電切離は行わず，剪刀で切るよう心がける。**もしくは結紮部から少し距離をとって，切離機能を有するベッセルシーリングデバイスで凝固切離する。

　このように，アクティブ電極と組織が接する箇所のみで細胞内温度が上昇するとは限らない。

組織の電気抵抗（インピーダンス）を意識する

Point

- 臓器や組織に含まれる脂肪や水分の量，年齢や体格などによって，電気抵抗（インピーダンス）が異なる。
- 電気メス本体による出力調整機能により意図した組織効果が得られない場合もある。
- 対極板は術野の近くに貼付する。

●組織ごとの電気抵抗（インピーダンス）の大きさの違い

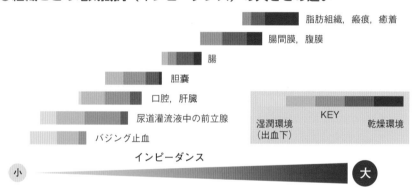

組織ごとに電気抵抗の大きさは異なる。水分が少ない脂肪組織などは電気抵抗が高く，血液を多く含む組織は電気抵抗が小さい傾向がある。

　肝臓などの実質臓器，消化管，筋組織などは，組織自体の電気抵抗（インピーダンス）が違う。同じ出力で電気メスを使っても，切れ味や凝固感が違ってくるのはこのためである。臓器だけではなく年齢や体格，術野と対極板との距離も影響する。言い換えれば，組織が水分をどのくらい含むのか，脂肪を多く含む組織なのか，水分をほとんど含まない繊維組織なのかによって組織効果は違うのである。最新の電気メス本体（electrosurgical unit：ESU）は組織抵抗を常にモニタリングしながら出力を調整している。ただし，自動出力調整が仇となって切れ味が落ちたと感じることがある（p31参照）。

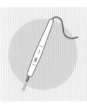

焦げは電気メスの大敵

Point

- 電気メスの先端電極に焦げが付着すると、電気メスのパフォーマンスが落ちたり、容量結合を引き起こしたりする原因となる。
- 手術チームで焦げをこまめに取り除くことで手術時間の短縮や手術の質の向上が期待できる。

　電気メス先端のアクティブ電極の焦げは，まめに除去するようにしたい。焦げ物質は「電気を通しにくい物質（非伝導体）」であり，電気メスのパフォーマンスを悪化させる。電気が流れにくくなるのである。アクティブ電極先端に焦げ物質が付着したまま使用すると，組織効果が落ちたように感じる。電気が流れず，空打ち通電と同じような状況となり，後述する「容量結合（p104）」を引き起こすリスクも高くなる。そのため，**替えのメス先電極を準備し，手術チームで焦げをまめに取り除くように心がけたい**。これにより手術時間の短縮，質の向上につながる。

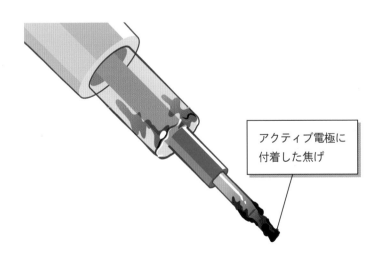

アクティブ電極に
付着した焦げ

対極板は太ももへ貼るのがベストなの？

Point

・対極板は電気メスの先端電極と対になる電極そのものである。
・対極板の貼付部位が術野から遠いと電気メスのパフォーマンスは落ちる。
・術野と対極板の間にインプラントなどの金属が位置しないよう心がける。

　電気メス先端と同じく，対極板は電極である。広い面積で電気の集中を防ぎ（電流密度が低い），貼付部位の熱傷を防いでいる。観察のしやすさや貼りやすさから，大腿部腹側に貼られることが多い。多くの場合は大腿部でよいが，ほかにもいくつかポイントがある。1つは術野と対極板との距離である。**距離が遠いと電気メスの切開凝固能が落ち，必要以上の出力が必要となるため，できるだけ術野に近い位置へ貼付するように心がけたい**（JIS：T0601-2-2；2005）。また，電気が金属に集中して流れることを防ぐため，**電気メスの先端と対極板の間に金属性のインプラントなどが入らないようにする**。金属は伝導性が高く，その周囲に電気が集中することで組織へダメージを与えることがある。ただし，**両股関節が人工関節の場合には，血流がよく筋肉量の多い部位で術野から近い場所を選択するのが望ましい**。

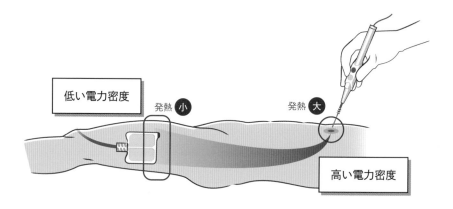

対極板が作動しない，意外な理由

　2面型対極板は，微弱電流により両面電極の電気抵抗をモニタリングすることで貼付状態を評価している。また，貼付部位の電気抵抗が適切な値の範囲である必要がある。皮膚の厚さや貼付部位の脂肪・筋肉量により，貼付部位の電気抵抗がこの値の範囲外，つまり**貼付部位の電気抵抗値が極端に高い場合や低い場合には，対極板自体に欠陥がない状態であっても正常に作動しないことがある**。その場合は，貼付部位を変えて確認を行う。

　高齢者の場合は皮膚の乾燥，体組成として水分が相対的に少ないことから，対極板と貼付部組織の接触抵抗が著しく高くなり，対極板が作動しないことがある。ERBE 社の対極板の場合，組織と対極板の接触抵抗が$20〜120\,\Omega$の範囲で作動する。貼付部皮膚の乾燥などで電気抵抗（インピーダンス）が規定より高い場合，対極板は正常に作動しない。**手術前に対極板を貼付予定の皮膚の状態を確認し，乾燥が強いようであれば保湿クリームなどであらかじめメンテナンスすることや，貼付部の保湿を試みる**。ただし，**貼付部の液体は熱傷の原因となるため注意する**。

電気メスを2台使用する場合の留意点

Point

- 心臓血管外科や消化器外科の手術において，電気メスを 2 台同時に使用するケースがみられるが，お互いの電流経路が重ならないように配置に注意する。
- 電気メス本体 1 台でハンドピース 2 本を作動させる際には出力を確認する。

●電気メス本体とハンドピースの数による注意点の違い

電気メス本体1台＋ ハンドピース2本	電気メス本体1台 ハンドピース1本 ×2セット
多くの本体では安全性確保のため，同時に2本のペンシルから出力すると出力が1/2となる*。1本ずつ使う場合は元の出力に戻るが，不用意に出力設定を上げることになるかもしれない。	お互いの電気の流れができるだけ交差しないよう，対極板を貼付する。
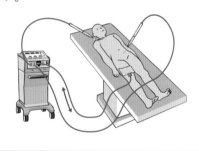	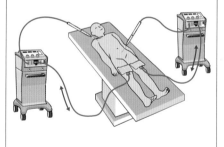

＊機種によって異なる。

　心臓血管外科手術では電気メスを2台使用することがある。また，最近では，消化器外科手術においても電気メスを2台同時に使用する術式も増えている。電気メス本体1台で2つのハンドピースに出力する場合と，電気メス本体とハンドピースを2セット使用する場合があるが，表や図の点について注意しよう。

●電気メスを 2 セット使用する際の配置の注意点

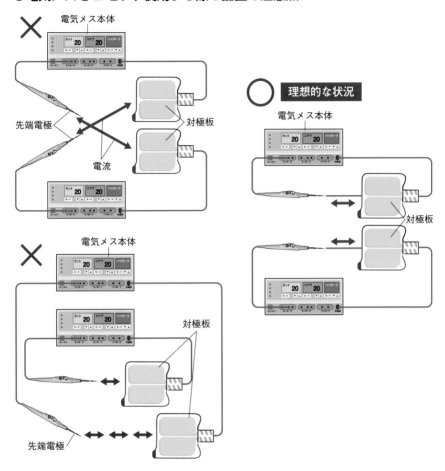

電気メスを 2 セット使用する際には，電気メス本体－先端電極－対極板を通る
電流の流れが交差しないよう注意を払う。

電気メスの目線からみた
小児の特徴

Point

・小児で使用する電極は小さいため，電流密度が高くなる。
・小児の体組織は水分量が多いためインピーダンスが小さく，成人の場合よりも
高い出力が求められる。

●小児の水分量は成人と比べて多い

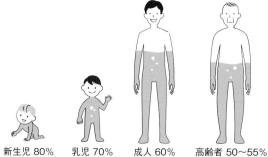

新生児 80%　　乳児 70%　　成人 60%　　高齢者 50〜55%

　小児で使用されることが多いニードル型電極などの小さな電極は，組織との接触面積が必然的に小さくなり，高い電流密度になる。また，成人と比べて体内の水分含有割合が大きいことから，電気抵抗が低く，相対的に高い出力が必要になる傾向がある。すなわち，小児では意図せず組織に流れる電流が大きくなってしまうため注意しなければならない。

MEMO

小児の解剖的・生理的特徴と考慮しなければならない事項
・体重，体表面積が小さい：ケーブルやモニター類と対極板などが重なる可能性が高くなる。
・小さいアクティブ電極：電流密度が高くなり，出力過多を起こしやすい。
・体組成で水分が多い：電流が分散されやすく，高い出力設定を必要とする。
・出力設定：新生児では8〜10 W 以下，幼児では12W 程度が推奨されているが，本体機種により異なる。

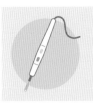

小児の留意点

Point

- 小児は成人と比べ，使用器具やその配置に制限が多い。
- 対極板の貼付位置には細心の注意を払うとともに，心電図モニターの電極や，対極板貼付位置への液体の流れ込みなどにも気を遣う必要がある。

　小児は成人と比べ，体重や体表面積が小さいだけでなく，体組成で水分が多いこと，小さいアクティブ電極を使用することから，さまざまな点で注意を要する。

　新生児においてはできる限りバイポーラ電気メスを使用する。特に体重が400g以下の患児にはモノポーラ電気メスは使用しない。

　一般的に体重14kg以上の場合には成人用の対極板を用いるが，**14kg以下の場合は体重に応じた対極板のサイズを選択する。対極板の貼付部位として，新生児は肩甲骨と仙骨の間，乳児は背部や胴体，大腿部が推奨されている。**対極板の貼付面が確保できない，成人用の対極板しか用意できないなど，いかなる理由がある場合においても，熱傷の原因となるため**既成の対極板を切って使用してはならない。**また，**対極板自体が重なり合わないように貼付する。**

　小児では対極板の貼付部位に消毒薬や洗浄液が流れ込みやすい。**液体の垂れ込みによる熱傷のリスクを考慮し，手術用覆布（ドレープ）の貼り方を工夫する。**心電図モニターの電極貼付部の熱傷（電流密度が高くなるため）も報告されている。

　カフなし挿管チューブによる気道ガスのリークが気道火災を引き起こす可能性があるため，特に頭頸部手術では酸素濃度や消毒薬の乾燥，ドレープの隙間に注意を払う。小児にかかわらず，電極が組織に触れる前に通電（空打ち）することで予期せぬ部位へ電気が流れ，熱損傷を引き起こすことがある。

Chapter 4

POTENTIAL ADVERSE EVENTS：有害事象

電気メスによる有害事象

●有害事象の主なメカニズム

対極板にかかわるもの
貼付部位，貼付方法，剥がれ
分流によるもの
絶縁不良／直接結合／容量結合／標的組織以外への分流
アクティブ電極関連のもの
誤操作・誤作動によるもの／直接熱伝導／デバイス先端の余熱によるもの

　デバイスの直感的な使用感から，実際の手術経験を通じて使い方を体得している外科医は多いだろう。組織が焦げた匂いやバチバチ音，火花，温度を実際に感じながら手術を行い，これが弱いと，電気メスの出力設定を上げる外科医を目にすることもある。実際には過剰な出力による過度な組織効果となっていることも多く，止血は得られるが，必要以上に身体へダメージを与える原因となっている。

　電気メスによる有害事象を防ぎ，その恩恵を最大化するためには，電気メスの原理を理解し，**低出力設定のもと，必要最低限の電圧・電流量で手術を行う**ことが重要となる。このチャプターでは，電気メスによって生じる有害事象とそのメカニズムを説明していく。

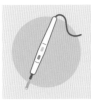

対極板貼付部位の熱傷

Point

- 対極板の不適切な貼付は熱傷の原因となる。
- 電気メスを長時間通電する場合も熱傷を引き起こしやすいため，面積の大きい対極板や複数の対極板を使用するなどの対策をとる。

●対極板の熱傷例

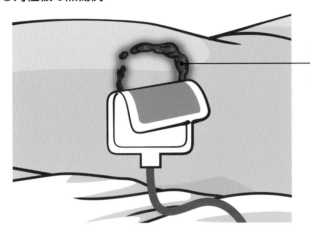

対極板による熱傷

> 対極板が折れ曲がり両極がくっついてしまうなどして，異常が検知されない場合にも熱傷を起こすことがある。

　対極板の貼付が不適切であると貼付部位で熱傷が生じる。**2面型対極板が折れ曲がり両極が接することで，正常に貼られていると本体が認識してしまったり，適切に貼付されている場合でも，ソフト凝固モードで長時間の連続通電を行ってしまうことで起こる**場合がある。面積の大きい対極板の使用や，複数枚の対極板を使用することも検討する。分単位で連続通電を行う場合は，適宜，休止時間を設けることが望ましい。

Chapter 4

ソフト凝固の長時間通電による対極板貼付部の熱傷リスク

　ソフト凝固を使用するとき，しばしば通電時間が長くなることがある。出力される電圧レベルは低い一方で，電流量は多いという特徴がある。このため対極板貼付部位で温度が上昇し，熱傷を引き起こすことがある。低温熱傷のような状態になることもある。長時間の通電を避け，できる限り通電休止時間を設けるように意識する。**電気メスの本体機種ごとに推奨される貼付面積が広い対極板の使用や，場合によっては対極板を2枚貼付する。**

●対極板を2枚貼付した例

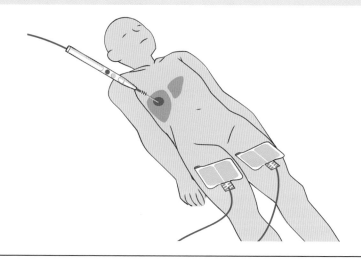

> 長時間の通電による熱傷を避けるためには，対極板の面積を増やしたり，対極板を2枚使ったり，通電を休止する時間を設けたりするなどの対策が必要となる。

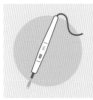

分流によるもの
直接結合

Point

・鉗子や鑷子を用いてバジングをする場合，目的の組織以外の場所に触れてしまっていた場合，予期せぬ組織効果へ繋がる。
・体位固定支持器具や点滴棒，離被架（りひか），開創器などへの接触にも注意する。

● 鑷子を用いたバジング

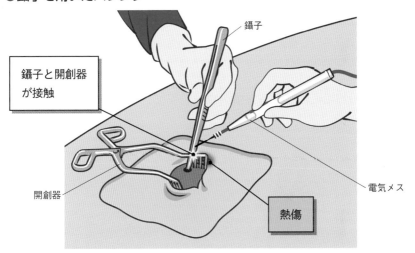

鑷子

鑷子と開創器が接触

開創器

電気メス

熱傷

開創器などに鑷子が触れてしまい電流が流れてしまうと，目的外の組織に熱傷が起こってしまう。

　手術用鑷子などを用いたバジングの際，鑷子が目的の組織以外に触れていると，その接触部位で熱損傷を起こす。体位固定支持器具や点滴棒，離被架，開創器などを介して起こることもある。狭く深い術野や，内視鏡外科手術においても起こる。内視鏡外科手術では細かな操作が多くなるが，手術用カメラを介してや鉗子先端で組織を把持している最中に，電気メスのアクティブ電極が鉗子にわずかに触れることでも生じる。**皮肉にも接触面積が小さいほど，電気が集中することで組織へのダメージは大きくなる。**

●内視鏡外科手術で起こる直接結合

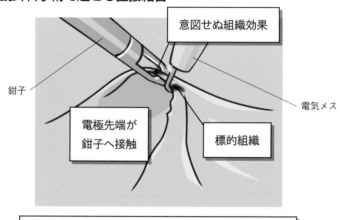

意図せぬ組織効果

鉗子

電気メス

電極先端が
鉗子へ接触

標的組織

鉗子側にも通電し目的外の組織へ損傷が起こる。

●内視鏡下外科手術における直接結合

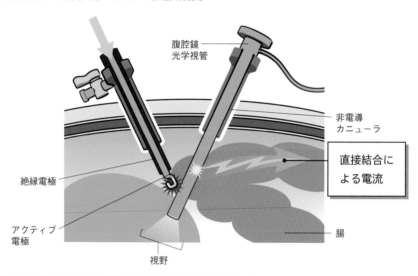

腹腔鏡
光学視管

非電導
カニューラ

直接結合に
よる電流

絶縁電極

アクティブ
電極

腸

視野

腹腔鏡光学視管にアクティブ電極が触れてしまうことで，腹腔鏡を通して直接結
合が起こり，意図せぬ臓器に損傷を起こす。

●分流経路の例

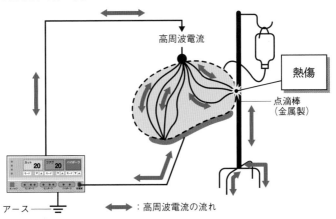

組織が点滴棒に接してしまうと電流が流れてしまい，意図しない場所で熱傷が起こってしまう。

外科医・手術室スタッフの熱傷

　鑷子を用いたバジングの際，手術器具を持つ手にバチっと通電したことはないだろうか。電気メスの出力設定が高いと（凝固やスプレーモード，高電圧のときも含む）リスクが高くなる。手術用手袋の穴が原因だと考える医療者も多いが，原因はそれだけとはいえない。手術用手袋は絶縁素材であるゴム製であるものの，十分な厚さがないため，完全には絶縁できない。**バジングの際，左手に持つ鑷子と微妙に触れている部分では電気が集中し（電流密度が高くなる），通電してしまうのである。新品の手術用手袋にも10％程度の細かな穴があいていることが知られており，この穴が原因となることもある。**

●術者へ感電が起こる条件

・高出力・高電圧設定（スプレーモード＞凝固モード＞切開モード）
・新品時の手術用手袋の穴
・長い手術時間（通電による劣化や擦れなどによって手袋に穴ができることがある）

指輪がはずれないときはどうしたらいいの？

　施設によって電気メスを使用する際の指輪対策はいろいろだろう。なんといっても「指輪をはずす」ことが原則である。**指輪がはずせなかったり切離ができない場合は，バイポーラデバイスや超音波凝固切開装置などの使用を検討する。**モノポーラ電気メスを使うのであれば，熱傷を起こす可能性は否定できず，絶対に安全とはいえないからである。モノポーラ電気メスではアクティブ電極（メス先電極）と対極板の間を電流が流れるため，例えば，膝下の手術で同側の太ももに対極板がある場合では，手指の指輪部で熱傷が起こるリスクは低くなる。術野と対極板の位置により金属製装飾品への分流の影響は異なるが，**指輪だけでなくピアスや金属義歯にも注意する。**

　理論上，細い指輪のほうが電流密度が高くなりやすく，熱傷のリスクは高くなる。指輪が固定具や手術用ベッドの金属部と触れ，電流が流れることにより熱傷が起こる。指輪が金属に触れていない状況でも電流が流れることもある。

●指輪が熱傷の原因となる

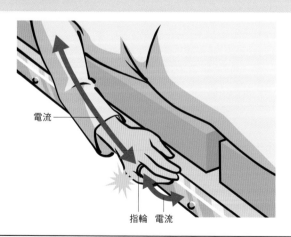

電流

指輪　電流

> 指輪が手術用ベッドの縁の金属部などに触れることで電流が流れてしまい，指輪に電流が集中してしまうことで熱傷を起こす。

●指輪による熱傷例

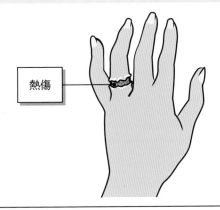

熱傷

指輪に電流が流れると熱傷が起こる。指輪が細いほど電流密度が高く，熱傷のリスクが高くなる。

●リスクを伴った臨床現場での工夫

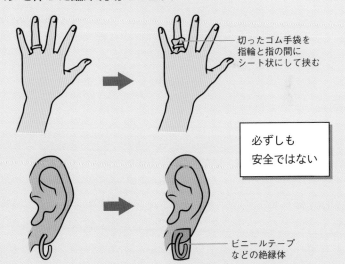

切ったゴム手袋を
指輪と指の間に
シート状にして挟む

必ずしも
安全ではない

ビニールテープ
などの絶縁体

指輪やピアスに電流が流れないよう，ゴム手袋やテープで保護を行うことがある。ただし，リスクを伴うことを忘れない。

分流によるもの

ステープラー切離断端には通電しない

Point

・ステープラーを用いた切離断面を電気メスで止血する場合リスクが生じる。
・切離断面に通電すると，金属製ステープルの溶解・変形や，周囲組織へダメージを起こし，遅発性出血や遅発性縫合不全の原因となる。

●ステープラーで切離断端への通電

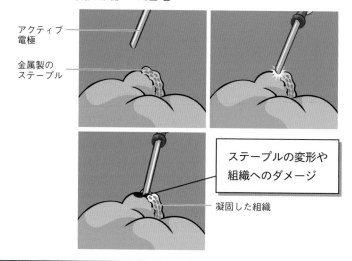

アクティブ電極

金属製のステープル

ステープルの変形や組織へのダメージ

凝固した組織

止血しようとステープラーで切離した断端へ通電すると，金属ステープルへ電流が流れ，ステープルの溶解・変形や，断面の組織変性を引き起こしてしまう。

　腸管切除や肺葉切除などでステープラーを用いて切離した際，切離断端からの出血を経験することがある。出血の勢いが弱い場合には，電気メスでの通電止血を試みることもあるかもしれない。ただし，そこには大きなリスクが潜んでいることを忘れてはならない。これまで説明してきたように，アクティブ電極である電気メス先端を組織へ当てた場所から対極板の間に電気は流れる。アクティブ電極先端では電流密度が高くなり，避雷針のように**金属ステープルに電気が異常に集中し，一瞬の通電でも急激な温度上昇をもたら**

す。通常の組織に比べて**ステープルの温度が一気に数千℃に達する**ことが知られており，**ステープルの溶解や変形につながる**。さらに，**ステープルの熱が周辺組織へ伝わり過剰な組織変性が生じる**こともあり，**遅発性出血や遅発性縫合不全などの原因となる**。

　ステープル断端の出血には，**縫合糸での縫合結紮やクリップによる止血を考えよう**。クリップは，過度な圧挫によりステープルの変形を起こしたり，組織の挫滅に繋がることがあるので加減する。

　そのほか，電気メスの通電止血に頼らず，余熱などにより熱くなった電気メス先端や超音波凝固切開装置を押し当て，直接熱伝導により止血を得る方法もある。

アドバンスドバイポーラの形状にも要注意

　バイポーラデバイスは2つのジョウの電極間で交流電流が流れる。ただし，その形状によっては注意が必要である。下の図にあるように，ヒンジやケーブルが剥き出しになっているデバイスでは，ジョウとヒンジ部やケーブル露出部で電流の流れる回路ができ臓器損傷を起こす。これは，ロボット支援手術のバイポーラデバイスでも起こるため，使用するデバイスの形状や特性を十分に把握するように心がける。

●アドバンスドバイポーラの形状

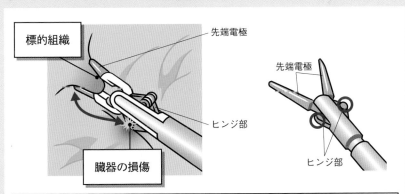

　左のように，ヒンジ部分が組織と接触している箇所にも通電してしまい，意図せぬ臓器の損傷を引き起こしてしまう。

容量結合
（容量カップリング）

Point

・電気メスの空打ちは，容量結合の原因となる。
・容量結合とは，電極と異なる予期せぬところに通電する現象のことで，高電圧・高出力設定であるほど起こりやすい。

●容量結合（capacitive coupling）

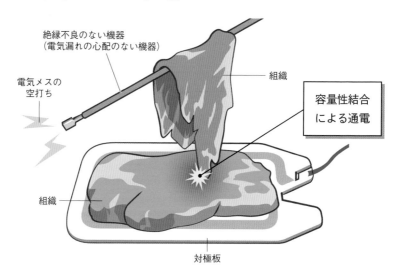

絶縁不良のない機器
（電気漏れの心配のない機器）

電気メスの
空打ち

組織

容量性結合
による通電

組織

対極板

> 電気メスの先端がどこにも触れていない状態で通電すると，通常は流れない場所へ電気が流れ，思いもよらない場所に通電し組織にダメージを与えることがある。

　容量結合は，いわゆるコンデンサで起こる原理である。詳細は専門書を参考にしてほしいが，**空打ち（電気メス先端が組織に触れない開回路状態での通電）**によって電極周辺に電磁場が生じ，予想だにしない場所に通電することがある。電圧が高いほど現象は顕著となり，場合によっては臓器損傷を引き起こす。

●容量結合による意図せぬ組織の損傷

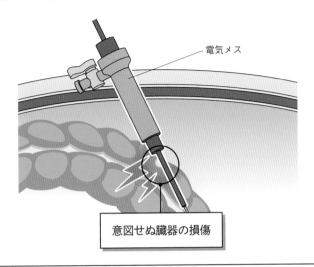

電気メス

意図せぬ臓器の損傷

空打ち（開回路での通電）や電気抵抗の高い組織への通電は容量結合のリスクが伴う。

MEMO

出力設定は必要最低限に合わせる

　容量結合は，高電圧・高出力設定なほど起こりやすいため，モノポーラ電気メスは意図した組織効果を起こすのに最低限必要な出力設定が重要となる。意図せぬ部位への通電損傷は，電流密度が高い場合により顕著となる。さらには，空打ちを避け標的組織に電極を当てた状態で通電を行う努力も求められる。すでに**凝固や炭化された組織は絶縁体と同様で，そのような組織への通電も空打ち状態と同じく注意する。容量結合はバイポーラでは起こらない。**

Chapter 4

静電容量（capacitance）を理解する

　静電容量は，コンデンサなどの絶縁された導体（絶縁体）に蓄えられる電荷の量である。容量結合は空打ち状態により蓄えられた電荷（静電容量）が，本来アクティブ電極と対極板で形成されている回路以外の別の回路に流れてしまうため起こる。静電容量を利用した技術として，タッチスクリーンがある。静電容量は，手術用鉗子は長くて細いほどリスクは高くなる。

●コンデンサの仕組み

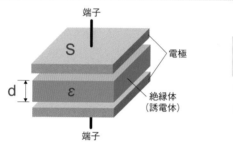

$$C = \varepsilon \times \frac{S}{d}$$

C：静電容量
ε：絶縁体の誘電率
S：電極の表面積
d：絶縁体の厚さ

> コンデンサには電荷を蓄えることができ，その大きさは電極に表面積に比例し，絶縁体の厚さに反比例する。

　上図において，電極が内視鏡外科手術鉗子の金属部，絶縁体は鉗子の絶縁被覆部となる。もう1つの電極はほかの臓器や組織であるとすると，溜まったエネルギーが流れていくことに納得がいくのではないだろうか。

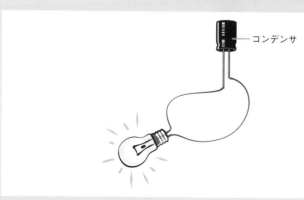

コンデンサ

分流によるもの
容量結合を引き起こす
シチュエーション

Point

・覆布鉗子に電気メスのコードを巻いて固定していると，電流が流れたときに電磁場ができ，容量結合によって意図せぬ箇所に電流が流れることがある。
・単孔式手術なども容量結合を引き起こしやすいため注意が必要となる。

●容量結合による熱傷

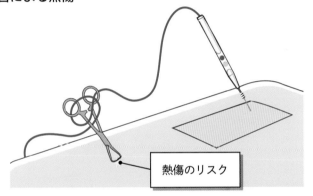

熱傷のリスク

覆布鉗子にケーブルを巻きつけると，容量結合により熱傷を起こすことがある。

　上のように電気メスコードを覆布鉗子に巻いて固定してはいないだろうか。巻きつけた状態で使用すると，容量結合により覆布鉗子先端から皮膚に通電し，熱傷を起こす可能性がある。高出力設定，高電圧モードや，空打ちでの通電でリスクが高くなる。それ以外にも，単孔式手術など内視鏡下手術用の鉗子と電気メスが並行に近い状態で近接するときも，意外な場所で熱傷を起こす可能性がある。近年使用されることが少なくなったが，金属とプラスチックで構成されるポートを使用する場合，プラスチック部分に貯まった電荷がポート先端から腸管などの腹腔内臓器に流れ，消化管穿孔などの臓器損傷を引き起こす。

分流によるもの

手術鉗子からの漏電！

Point

・内視鏡外科手術鉗子は通常，絶縁体で被覆されており漏電の危険は少ないが，被覆に傷が入っている場合，漏電を起こす。
・内視鏡外科手術の視野外で漏電による臓器損傷が起こった場合，損傷に気が付かないこともある。

●絶縁不良により引き起こされる漏電

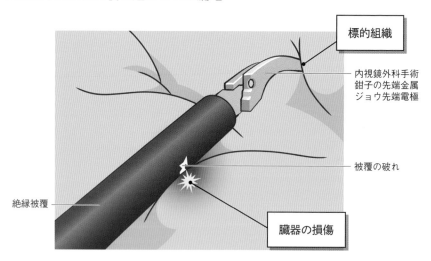

標的組織

内視鏡外科手術
鉗子の先端金属
ジョウ先端電極

被覆の破れ

絶縁被覆

臓器の損傷

> 何らかの理由により内視鏡外科手術鉗子の被覆部に傷がついている場合，そこから漏電することで意図せぬ臓器の損傷を引き起こすことがある。

　内視鏡外科手術鉗子は絶縁被覆されているものが多いが，手術や機器の洗浄などでその絶縁部に傷が生じることがある。**絶縁部に傷がある鉗子に通電すると，傷から電気が漏れ，思わぬ臓器損傷につながる**。漏電が内視鏡外科手術のカメラ視野外で起こることもあり，ビデオで検証できない消化管穿孔となる。絶縁被覆の損傷部が小さいほど，電流が集中するため甚大な臓器損

傷につながる。ロボット手術の鉗子でも起こることが知られているので注意したい。

手術鉗子の点検は目視で大丈夫？

　内視鏡外科手術鉗子の絶縁被覆部に肉眼で確認できないほどの小さな傷があると，そこから電気が漏れる。小さな傷ほど電気の流れが集中し，電流密度が高くなるため，甚大な臓器損傷につながる恐れがある。小さな被覆部損傷を見つけるには点検は目視では十分とはいえず，FUSE や日本内視鏡外科学会メディカルスタッフマニュアルでは**絶縁不良検知器**（漏電チェッカー）を使用した点検が推奨されている。

●絶縁不良検知機器

販売会社	株式会社アムコ	株式会社エムエス	サクラ精機株式会社
外観	（アムコ社より提供）		（サクラ精機社より提供）
寸法	幅200mm× 高さ64mm× 奥行178mm	幅71mm× 高さ145mm× 奥行42mm	幅170mm× 高さ200mm× 奥行280mm
重量	コントロール ユニット：0.9kg 充電器：370g	245g（電池含む）	1.8kg
出力電圧	直流6,500V± 1,000V	直流2,800V± 2.5%	直流0.5〜10kV まで任意の4つの 値を設定可能

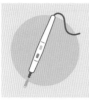

アクティブ電極関連
不注意な通電

Point

・電気メスを患者の体の上に置いた状態で誤って作動させた場合，熱傷などを引き起こしてしまう。
・電気メスをどこかに置く場合，必ず患者に害を与えないような配慮が必要となる。

●ハンドピースの置き場所に注意する

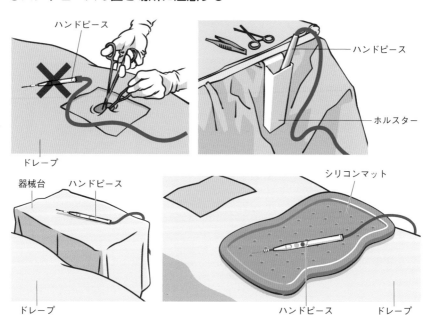

ハンドピースを患者の体の上などに置くと，誤って作動した場合に熱傷を引き起こすため，専用のホルスターや器械台，シリコンマットなどを使う。

　電気メスを誤って作動させた経験はないだろうか。電気メスのハンドピース（アクティブ電極）を患者の体の上に置き，たまたまボタンを押してしまうことで，誤って通電し熱傷が生じることがある。電気メスの有害事象とし

ては，典型的な事象の1つである。

　ドレープ（手術用覆布）を介しても熱傷になりうる。ドレープへの引火の可能性もあるので注意したい。特に，フットペダルを用いる際や内視鏡外科手術では，誤作動による損傷が起こりやすいため注意する。これらの損傷は，遅発性に起こることもある。

　電気メスは患者の上に置かないことが原則であり，図にある**専用ホルスターやシリコンマットなどの使用も有効**である。特に**エネルギーデバイスを複数使用する手術のときは，フットペダルの使用を控える**。電気メス使用後に熱くなった電気メス先端が同様に患者上に置かれる際にも，余熱による熱傷を引き起こすリスクがある。

●複数のデバイスを用いる場合のフットペダルに注意

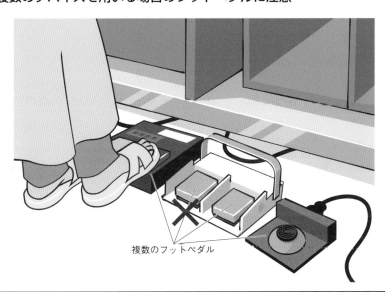

複数のフットペダル

> 複数のエネルギーデバイスを使う場合，踏み間違えて誤ったデバイスを作動させる原因となる。誤作動のリスクを低減させるため，できるだけフットペダルの使用は控えるようにしたい。

アクティブ電極関連

直接熱伝導

Point

・電気メスでは組織に通電することによって組織の温度を上昇させて組織効果を
得るが，周辺組織の温度も上昇している。

　アクティブ電極が組織に触れる部位に交流電流が流れ，組織の温度上昇に
より組織効果を得ることを説明してきた。ここでは，直接熱伝導について解
説する。直接熱伝導を考える際には焚き火の周りで暖まっている状況を想像
してもらいたい。焚き火の周りが熱くなるように，温度上昇した組織周囲に
も熱が伝わっていく。このような**直接的な熱伝導によっても組織効果を起こ
すことが知られている**。熱い鉄板を触れた際に熱傷を起こすのと同様の原理
である。**標的組織に集中するあまり，その周囲の神経や脈管付近でも温度上
昇が起こり，組織にダメージを与えている可能性がある**。組織の色調変化＝
組織変化であるが，色調変化を起こさないレベルでも組織が神経障害や脈管
内膜などにダメージが生じていることがある。

　開腹手術などの直視手術では，電気メスにより温度が上昇した組織の熱を
手術用手袋越しに感じることがある。その状態が一定時間続くと臓器損傷に
つながるのは想像しやすいのではないだろうか。特に重要臓器が隣接してい
る場合には注意する。熱くなった組織の周囲も熱いはずである。このような
リスクを低減するため，**1回の通電時間を短くし，繰り返しになるが低出力
設定（低電圧モードなど）が推奨されている**。

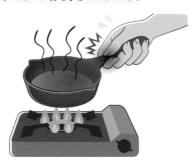

デバイス先端の余熱による熱損傷

Point

・使用直後のデバイス先端は熱く，臓器に触れることで組織へダメージを与えることがある。
・超音波凝固切開装置は連続使用や空打ちなどによって電極の温度は 200℃を超えることもある。

●アクティブ電極の通電による温度上昇

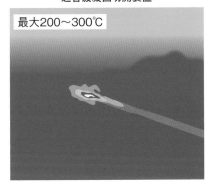

超音波凝固切開装置

最大200〜300℃

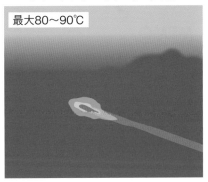

アドバンスドバイポーラ（VSS）

最大80〜90℃

> デバイス先端の温度は，左の超音波凝固切開装置は 200℃以上になるが，右のアドバンスドバイポーラでは 100℃を超える温度になりにくい。

　電気メスのアクティブ電極先端は熱くなる。これまで説明してきたように，電気メスではアクティブ電極（メス先）が熱くなって組織を切ったり，凝固したりしているわけではない。組織内の温度が上昇しその熱がアクティブ電極に伝わることで温度上昇が起こる。

　アクティブ電極やデバイス先端の**余熱が，組織にダメージを与えることがあるため注意**する。超音波凝固切開装置ではブレードの温度上昇に注意する。ショートピッチでの連続使用や組織を挟まない状態での作動により，1〜2秒であっても200℃以上になることがある。

電磁干渉
埋め込みデバイスへの影響

Point

- 電気メスで使用する際は，体内埋込みデバイスへの電磁干渉に注意する。
- 電磁干渉を受けるデバイスは，ペースメーカーや埋め込み型除細動器（ICD），神経刺激装置などがあげられる。

　ペースメーカーなどの体内埋め込みデバイスは，電気メスで使用される高周波交流電流による電磁干渉により，誤作動や故障を引き起こし，臓器損傷を起こす場合がある。

MEMO

主な埋め込みデバイス
- 植込み型心臓電気的デバイス（cardiac implantable electronic devices：CIED）：ペースメーカー，植込み型除細動器（implantable cardioverter defibrillator；ICD）
- 脳深部刺激療法（deep brain stimulation：DBS），脊髄刺激療法（spinal cord stimulation：SCS），迷走神経刺激療法（vagus nerve stimulation：VNS），仙骨神経刺激（sacral nerve stimulation：SNS）などに用いる神経刺激装置
- 植込み型輸液ポンプ
- 人工内耳インプラント

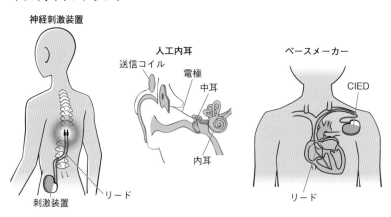

神経刺激装置　　人工内耳　　ペースメーカー
送信コイル　電極　中耳　内耳　CIED　リード　刺激装置　リード

電磁干渉

心臓植込み型電気的デバイスへの影響

Point

- 電磁干渉により，ペースメーカーの設定変更や故障が起こる。
- 対極板を術野に近い位置に貼付し，低出力で短時間の使用にとどめることで，電磁干渉のリスクを低減する。
- 術野と対極板の間に植込み型デバイスやリードが位置しないように努める。

Chapter 4

●電磁干渉によるペースメーカーへの悪影響を示す心電図

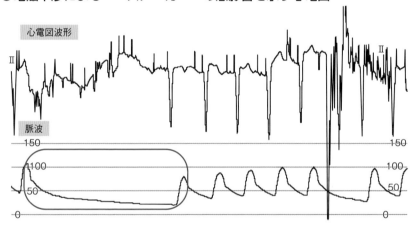

心電図波形

Ⅱ

脈波

150　　　　　　　　　　　　　　　　　　　　150
100　　　　　　　　　　　　　　　　　　　　100
50　　　　　　　　　　　　　　　　　　　　　50
0　　　　　　　　　　　　　　　　　　　　　0

> ペースメーカーへの電磁干渉により，ペーシングの抑制，非同期ペーシング（ペースメーカーが不必要なときに心臓を刺激），除細動などが引き起こされる。

　高周波交流電流による電磁干渉により，ペーシング抑制，非同期ペーシング（ペースメーカーが不必要なときに心臓を刺激），除細動につながるおそれがある。さらに，意図せぬ形でプログラミングが変更されたり，デバイスが断線するなどの故障につながる。リードを介して不整脈（Af，Vf）を惹起することや，リード先端の組織に熱損傷をきたすこともある。

　これらのリスクを低減するためには，**術野と対極板の間に埋め込みデバイス本体やリードを挟み込まないように心がける**。対極板はできるだけ術野近

くに貼付するようにして，必要最低限のエネルギー出力（低出力設定，低電圧モード），間欠的で短時間の通電に努める。

有害事象を起こさない Best Practice

電気の流れは，細菌やウイルス同様に肉眼でとらえることはできない。電気は流れやすいところに流れる性質があるため，考えもしない場所に流れることもある。**エネルギーデバイスに関連する有害事象は，モノポーラ型電気メスに起因するものが多いとされる。**アクティブ電極と対極板の間にある程度距離があり，分流を起こすリスクがバイポーラより高いためである。高すぎる出力設定や電圧値が高くなるモード，さらには電気メスの使い方が原因となることが多い。**最低限の出力設定，低電圧モードで使用し，長時間の持続的な通電を避ける。**

●対極板の不適切な貼付位置

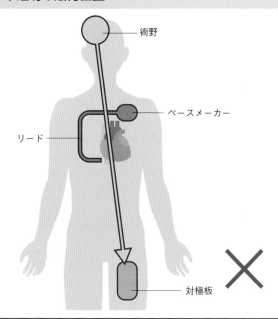

術野

ペースメーカー

リード

対極板

×

術野と対極板の間にペースメーカーを挟んでしまうと電磁干渉を起こしやすい状況となる。

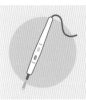

接続端子を間違えると
臓器損傷につながりかねない

Point

・モノポーラデバイス，バイポーラデバイスと電気メス本体をつなぐ接続端子は，
　誤った接続を防ぐために固定形プラグとなっていることが多い。
・フライングリードで接続する場合，挿し間違えに注意する。

●デバイスと電源メス本体の接続時の注意点

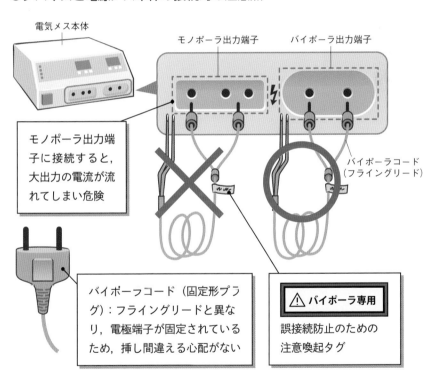

電気メス本体

モノポーラ出力端子　　　　バイポーラ出力端子

モノポーラ出力端
子に接続すると，
大出力の電流が流
れてしまい危険

バイポーラコード
（フライングリード）

バイポーラコード（固定形プラ
グ）：フライングリードと異な
り，電極端子が固定されている
ため，挿し間違える心配がない

⚠ バイポーラ専用

誤接続防止のための
注意喚起タグ

フライングリードを使った接続の場合，誤った端子に接続してしまうと大きな電
流が流れてしまい，臓器の損傷など重大な事象につながることがあるため，可能
な限り固定形プラグを使用する。

手術室火災

手術室火災とは？

Point

・電気メスやレーザーなどの原因により手術室で火災が起こり，その発生件数は米国で年間550〜650件といわれている。
・火災による熱傷の割合は，頭頸部領域の手術が大部分を占める。

●手術室火災による熱傷部位の割合

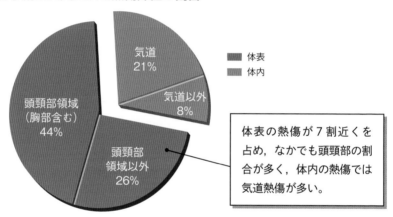

体表の熱傷が7割近くを占め，なかでも頭頸部の割合が多く，体内の熱傷では気道熱傷が多い。

　電気メスやレーザー治療器が原因となることが多く，軽度の熱傷から死亡例までさまざま報告されている。米国では年550〜650件の手術火災が発生していると推計され（Emergency Care Research Institute：ECRIの調査による），少ないが毎年**死亡例も報告**されている。部位別には**頭頸部や胸部領域が44％と多く，特に気道熱傷は致死的で21％を占める**。国内の手術室火災数は正確に把握されていないが，一定程度発生していると考えられる。

　米国においては，米国麻酔科学会（American Society of Anesthesiologists：ASA），米国周術期看護協会（Association of periOperative Registered Nurses：AORN），米国消化器内視鏡外科学会（Society of American Gastrointestinal and Endoscopic Surgeons：SAGES）などが教材を作成し，連携をしながら啓発活動を積極的に行っている。

手術室火災

手術室火災の3大要素

Point

・手術室火災発生の要因として，発火源，燃料，可燃性ガスの3要素がある。
・発火源は電気メスやレーザー治療機器，燃料は手術用覆布やアルコール含有消毒薬，可燃性ガスは酸素や笑気ガスが当てはまる。

●手術室火災発生の3大要素

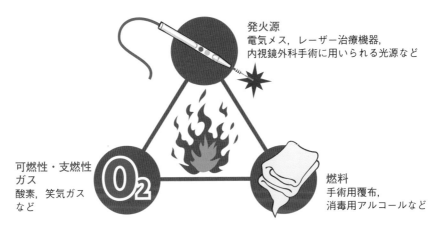

発火源
電気メス，レーザー治療機器，
内視鏡外科手術に用いられる光源など

可燃性・支燃性
ガス
酸素，笑気ガス
など

燃料
手術用覆布，
消毒用アルコールなど

> 電気メスなどの発火源，手術用覆布などの燃料，酸素などの酸化剤の3要素が合わさることで，手術室火災の発生リスクが高くなる。

　手術室火災を考える場合，①発火源，②燃料，③可燃性ガスの3つの要素に分けて原因と対策を考える。

①**発火源**：主に電気メスやレーザー治療機器，内視鏡手術用光源ケーブルなど

②**燃料**：手術用覆布（ドレープ）やアルコール含有消毒薬

③**可燃性ガス**：酸素，メタン，N_2O，消化管穿孔等で腹腔内に貯留するメタンガスなど

が挙げられる。

手術室火災

発火源で多いのは
電気メス…意外な発火源も

Point

· 発火源の70％は電気メスによるものである。
· 腸閉塞などの理由により拡張した腸管にはメタンなどが貯留しているため，電気メスでの消化管の切開は行わない。

発火源の70％は電気メスによるものとされ，10％がレーザー手術機器，残りの20％が内視鏡外科手術で使用される光源機器関連や手術用ドリル，除細動器として知られている。**光源機器に連結されるライトガイドケーブル先端で体表熱傷を起こす**ことがある。光源機器は使用直前に電源を入れ，使用後は速やかに電源を切ることが重要である。

MEMO

電気メスの使用を控えるべき手術

　マスクや経鼻で酸素が投与されている手術の場合，頭頸部周囲での電気メスの使用は，手術室火災のリスクが高いため注意する。特に，**気管切開や気管支形成時に電気メスを使用してはならない。**腸閉塞時の腸管内にもメタンなど可燃性ガスが貯留しているため，**電気メスで腸管を切開してはならない。**

MEMO

アクテイブ電極先端をネラトンカテーテル等で覆うのは危険

　アクテイブ電極の非絶縁部が長い場合（図左上），電極側面が組織に当たり，意図せぬ組織効果（凝固，臓器損傷や熱傷）を引き起こすことがある。これを避ける目的で，ネラトンカテーテルを切って先端にはめて使用する例をみかけるが（図右上），チューブの付け根からの漏電や，チューブの溶解，手術室火災につながる恐れがあるため注意が必要である。このような場合，先端まで絶縁被覆してある電極を検討する（図右下）。

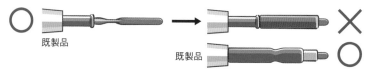

既製品

既製品

手術室火災

燃料としては，アルコール含有消毒剤に注意

Point

- 手術室火災の要因である可燃物の取り扱いについては注意が必要。
- 可燃物には消毒液や手術用覆布，ガーゼなどが含まれ，特に消毒液を使用した際には十分な揮発と乾燥を確認してから手術を行う。

●手術用覆布の燃焼による手術室火災

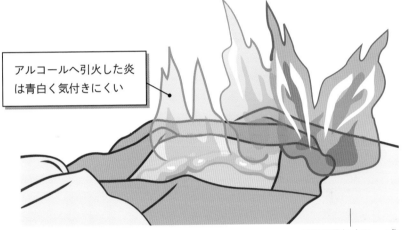

アルコールへ引火した炎は青白く気付きにくい

手術用覆布（ドレープ）

手術用覆布やガーゼ，アルコール含有消毒薬などが手術室火災の要因となる。

　アルコールが含まれている消毒剤を使用する際は，十分に消毒液が乾いてから手術を開始するように習慣づける。アルコールへ引火した場合の青白い炎は見た目には気づきにくく，ガーゼや手術用覆布（ドレープ）などへ燃え広がってから気づくことになる。近年，耐燃性のドレープが多くなっているが，ガーゼなども燃料となることを忘れてはいけない。

手術室火災

支燃性ガスとしての酸素

Point

・支燃性ガスには酸素や N_2O（笑気ガス）などがある。腸管内に貯留するメタンは可燃性ガスである。
・マスクや経鼻での酸素投与ではなく，できるだけラリンゲルマスクや気管内挿管を検討する。

　一般に，支燃性ガスとして酸素や N_2O（笑気ガス），可燃性ガスとしても知られるメタンがある。酸素をマスクや経鼻的に投与する際は，頭頸部周囲の酸素濃度が上昇するため，最低限の酸素流量とする。手術用覆布（ドレープ）に充満した酸素が術野に流れることで火災につながることがある。**酸素が流れ込まないよう覆布をテープでしっかりと固定する。頭頸部領域の手術では，できる限りラリンゲルマスクや気管内挿管下で行うことを検討し，酸素濃度は30%以下に保つようにする。**

気管切開に電気メスは使用しない！

　気管切開の際，気管壁の切離に電気メスを使用してはいけない。気管切開の必要な患者は，気管内挿管されていることが多く，高い確率で高濃度酸素が投与されている。電気メスを用いて気管壁を切開すると，気管挿管チューブの燃焼にとどまらず，気管内に充満した酸素に引火し，咽頭部・気管支・肺まで延焼する可能性があり，非常に危険である（独立行政法人 医薬品医療機器総合機構　医薬品医療機器情報提供ホームページhttps://www.info.pmda.go.jp/anzen_pmda/file/iryo_anzen14.pdf参照）。

　また，気道熱傷を起こした際は，気管挿管チューブが溶けて気管と固着してしまうことがあるため，速やかに抜管し，再挿管を検討する。

●電気メスを使用した気管切開によって引き起こされる手術室火災

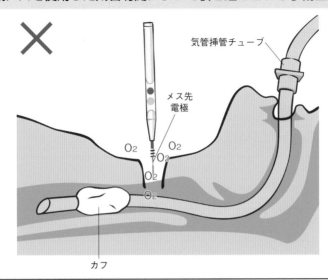

送気された酸素の一部が上気道に流れることで，酸素濃度が上昇し，電気メスを使用することで気道火災を引き起こす。

●気管挿管チューブが燃焼する様子

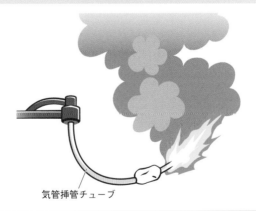

気管挿管チューブが燃焼すると，内部を通る高濃度酸素によって激しい燃焼を引き起こす。

手術室火災

手術室での対処

Point

・火災が発生した場合，酸素投与の中断，可燃物の除去，生理食塩水や消火器による消火，患者のケアの順番に行う。
・火災発生時には，外科医，麻酔科医，看護師が共通認識の下で一緒に行動する。

火災が発生した場合は米国消化器内視鏡外科学会（the Society of American Gastrointestinal and Endoscopic Surgeons：SAGES）や米国周術期看護協会（the Association of peri-Operative Registered Nurses：AORN）は4段階に分けた行動を推奨している。まず，①**酸素を中断**し，呼吸器回路から外す。気道内火災のおそれがある場合には抜管を行う。気道熱傷を起こした際は，気管挿管チューブが溶けて気管と固着してしまうことがあるため，抜管を行うことも忘れてはならない。②手術用覆布（ドレープ）など**可燃物を患者から除去**。③水（生理食塩水など）または二酸化炭素消火器により**消火**する。ウォーターミストによる消火は創部への影響と，エネルギーデバイス使用時の電撃ショックが懸念されるため推奨されていない。そして最後に，④**患者のケア**となる。意外に感じるかもしれないが，患者のケアは最後となる。延焼を防ぎ，火元を制圧することを優先するが，これら一連の対応はしばしば並行して行われるかもしれない。気道の再確保が必要な場合にも酸素を投与せず，室内気で換気を行う。

火災が大規模な場合には，RACE が推奨されている。RACE とは，**Rescue（患者の救命），Alert（火災の通報），Confined（部屋の閉鎖，医療用ガスの遮断），Evacuated（避難）**である。**火災発生時には外科医，麻酔科医，看護師が共通認識の下に，一丸となって速やかに行動する。**

MEMO

手術室火災が起こった場合の対処

<table>
<tr><td rowspan="4">対処方法</td><td>

1. **酸素の中断**
   - ・呼吸器回路からはずす
   - ・気管内チューブの抜管

2. **可燃物の除去**：ドレープなど

3. **燃えている炎の消火**
   - ・生理食塩水をそのままかける
   - ・生理食塩水で濡らしたガーゼを被せる

4. **患者ケア**
   - ・必要があれば気管挿管チューブの再挿管
   - ・熱傷への措置

</td></tr>
</table>

1. 酸素の停止と抜管　　　2. 手術用覆布の除去

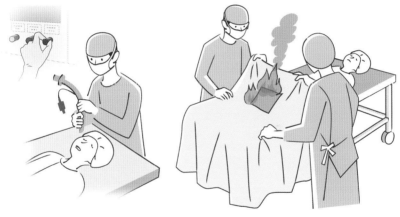

3. 火災の消火

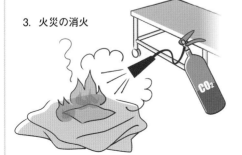

4. 熱傷の処置

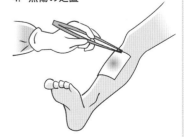

サージカルスモークの成分

Point

・電気メスなどのエネルギーデバイスを使用した際に立ちのぼる煙霧をサージカルスモークと呼ぶ。
・サージカルスモークは150種類以上のさまざまな物質を含んでいる。

●サージカルスモークに含まれる主な成分

水	炭化組織	血液成分	細菌
ウイルス	アセトアルデヒド	アセトニトレル	ベンゼン
ホルムアルデヒド	多環芳香族炭化水素	スチレン	トルエン
エチレン	フェノール	アクロレイン	脂肪酸

Pierce JS, et al. J Occup Environ Hyg, 2011.

　サージカルスモークとは,「エネルギーデバイスを使用した際に立ちのぼる煙霧」であり,生存および生存していない細胞などを含む微小な固体粒子が,大気中または体腔内（内視鏡外科手術）で浮遊したものである。肉眼で確認できる煙霧から,確認できない微小粒子まで含む。その成分のほとんどは水分であるとされる一方,炭化水素,フェノール,ニトリル,脂肪酸などの化学物質だけでなく,生存する細菌・ウイルスなど150種類も含むことから,患者や医療従事者の曝露による健康被害や感染などのリスクが指摘されている。

サージカルスモークの粒子の大きさ

Point

- サージカルスモークの粒子の大きさは使用するデバイスによって異なる。
- 実験では、サージカルスモークの粒子の大きさは0.1～10μmに広く分布し、0.1～0.2μmの大きさが多いことがわかっている。

●サージカルスモークで発生する物質の粒子径

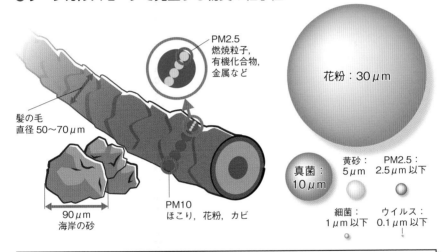

髪の毛
直径50～70μm

PM2.5
燃焼粒子、
有機化合物、
金属など

PM10
ほこり、花粉、カビ

90μm
海岸の砂

花粉：30μm

真菌：
10μm

黄砂：
5μm

PM2.5：
2.5μm以下

細菌：
1μm以下

ウイルス：
0.1μm以下

> サージカルスモークの粒子の大きさは使用するデバイスによって大きな違いはないが、おおむね0.1～0.2μmの大きさのものが多く、10μmまで広く分布する。

　サージカルスモークの粒子サイズは、エネルギーデバイスによっても異なるとされる。電気メスにより発生する粒子径は最小で0.1μm以下、レーザー治療器による粒子径は0.3μm以下、超音波凝固切開装置は最も大きく0.35～6.5μmと報告されてきた。しかしながら、電気メス、ベッセルシーリングシステム、超音波凝固切開装置で発生する**スモークの粒子径は、デバイスによる大きな違いはなく共通して0.1～0.2μmが多い傾向があり、0.1～10μmに広く分布**することがわかってきた。

話題のサージカルスモークについて

サージカルスモークの
粒子ってどこまで飛ぶの？

Point

・サージカルスモークは術野から約1mの範囲で拡散し，吸引することで健康被害を引き起こす。
・その量と質は手術術式，医師の技量，標的臓器やデバイスの種類や設定により変化する。

　エネルギーデバイス術野から最大1m拡散するとされ，患者や医療従事者が吸引することで健康被害を引き起こす可能性が懸念されている。細かい粒子は部屋全体にただよう。特に0.5〜5.0μmの粒子は，肺の末梢まで到達し，肺うっ血，間質性肺炎，細気管支炎，気腫性変化など，急性および慢性の炎症性変化を引き起こす。サージカルスモークの発生部位に近いほど曝露リスクは上昇し，累積曝露による健康被害も知られている。細菌や真菌についてもサージカルスモーク内に含有する可能性はあるが，ウイルスよりもサイズが大きくサージカルマスクによる捕捉のため，ウイルスに比べると曝露リスクは低いかもしれない。

　サージカルスモークの量と質は，処置の種類，外科医の技量，標的臓器，エネルギーデバイスの種類や設定により変化し，手術室の空調システムにも影響を受ける。**サージカルスモークの粒子が大きく，低温で生成されるほど生存可能な細胞やウイルスを含有する可能性が高くなることから，電気メス，レーザー治療器に比べ，整形外科や脳外科領域で使用される手術用ルーターなどでのリスクが高いとされる。**

サージカルスモークの別名

　文献上では「smoke」のほか「plume」「aerosol」「vapor」という単語が使用されてきたが，最近ではスモークに統一され始めている。ここでは，超音波凝固切開装置で発生するミストもサージカルスモークの概念に含めて説明していく。

サージカルスモークによる健康への影響

Point

- 症状は，気管支炎などの呼吸器症状，目の炎症，頭痛や吐き気などの中枢神経系症状がある。
- 発癌性のほか，遺伝子への影響から催奇形性についても懸念される。

●サージカルスモークによる健康への影響

呼吸器症状	目症状	中枢神経系症状	遺伝子への影響
喉の炎症・肺うっ血・肺気腫 気管支喘息・気管支炎 間質性肺炎など	炎症・流涙	頭痛・吐き気・めまいなど	催奇形性, 発癌性
アセトアルデヒド フェノール アクロレイン ピリジン アセトニトリル スチレン シクロヘキサン トルエン デカン キシレン ホルムアルデヒド フルフラール PAH	アセトアルデヒド アクロレイン アクリロニトリル デカン ホルムアルデヒド フルフラール トルエン	一酸化炭素 アセチレン アクリロニトリル ベンゼン デカン フルフラール プロピレン トルエン	アセトアルデヒド アクロレイン アセトニトリル ベンゼン シクロヘキサン ホルムアルデヒド フルフラール PAH スチレン

　サージカルスモークを吸引すると，気管支炎などの呼吸器症状，目の炎症，吐き気，頭痛，めまいなどの症状を引き起こすことがある。また，発癌性や催奇形性に対する懸念もある。サージカルスモークの曝露から手術医療従事者を守る対策が必要がある。

サージカルスモークから医療者を守る排煙装置

Point

・サージカルスモークの曝露リスク低減には排煙装置が効果的である。
・デバイスでサージカルスモークを吸引し，フィルタで濾過することで，空気を清浄化させる。
・吸引はサージカルスモークの発生箇所から 2 ～ 3cm で行う。

●国内の主な排煙装置 （画像は国内販売企業より提供）

排煙装置	RapidVac™ スモークエヴァキュエーター	Crystal Vison 450D	MEGADYNE® MESE1	Buffalo Filter VisiClear
外観				
製造企業（国内販売企業）	Medtronic（コヴィディエンジャパン）	I.C. Medical（アムコ）	Johnson & Johnson（エチコン）	CONMED（コンメッド・ジャパン）
フィルタ構造	4層（プレフィルタ・ULPA フィルタ・活性炭・ポストフィルタ）	2層＋1層（プレフィルタ・ULPA フィルタ＋活性炭）	4層（プレフィルタ・ULPA フィルタ・活性炭・ポストフィルタ）	4層（プレフィルタ・ULPA フィルタ・活性炭・ポストフィルタ）
フィルタ寿命	25時間	・ULPA：単回使用が望ましい（使用状況により複数回使用も可）・活性炭フィルタ：開封後3カ月以下（使用状況により）	17～35時間（設定により変動）	18～35時間（設定により変動）
吸引力※（LPM：L/min）	～1,246	～95	～118	～839

　サージカルスモークから患者や医療従事者を守るため，欧米ではすでに排煙装置の使用が推奨されている。北欧や米国（州による）など，排煙装置の使用が義務化されている地域もある。排煙装置はスモークを吸い込み口となる吸引デバイス，吸引力を発生させる吸引システム，微粒子を捕獲する濾過装置から構成される。**効果的な排煙には，サージカルスモーク発生箇所の近傍2～3cmで吸引を行うことが望ましく，吸引口が遠くなると排煙能は著しく低下する。**

Chapter 4

排煙装置	Buffalo Filter ViroVac	AER DEFENSE	Porta PlumeSafe 604	Neptune 3®
外観				
製造企業（国内販売企業）	CONMED（コンメッド・ジャパン）	CONMED（日本メディカルネクスト）	CONMED（コンメッド・ジャパン）	Stryker（日本ストライカー）
フィルタ構造	4層（プレフィルタ・ULPAフィルタ・活性炭・ポストフィルタ）	3層（プレフィルタ・ULPAフィルタ・活性炭）	4層（プレフィルタ・ULPAフィルタ・活性炭・ポストフィルタ）	5層（プレフィルタ・ULPAフィルタ・活性炭（3層））
フィルタ寿命	18～35時間（設定により変動）	最長35時間	18時間	最長80時間
吸引力※（LPM：L/min）	～708	～708	～1,019	～560

※吸引力は，吸引圧・吸引流量設定や接続するチューブ（長さと径）により異なる。

排煙装置	AirSeal iFS	PuemoClear	UHI4
外観			
製造企業 （国内販売企業）	CONMED （コンメッド・ジャパン）	Stryker （日本ストライカー）	白河オリンパス （オリンパスメディカルシステムズ）
フィルタ構造	ULPAフィルタ・活性炭	ULPAフィルタ・PVDFフィルタ	気腹・吸引機能のみ壁吸引設備に接続*
フィルタ寿命	単回使用	単回使用	N/A
吸引力※ （LPM：L/min）	―	―	―

※吸引力は，吸引圧・吸引流量設定や接続するチューブ（長さと径）により異なる。
＊サージカルスモークに含まれる微小粒子の捕獲のため，壁吸引口までに他社製品のインラインフィルターを間置し，使うこともできる。製品よっては排煙能の維持に影響を与えるため，詳細は販売企業へ確認していただきたい。

MEMO

静電気を利用したサージカルスモークの対処

　そのほかのデバイスとして，UltraVision（製造企業 Alesi Surgical 社，国内販売企業 JSS）がある。これは，静電気力を利用し，発生する微粒子を腹膜に沈着させることで，体腔内に浮遊する微粒子を低減させる内視鏡外科手術用デバイスである。下敷きに静電気をため，遊んでいたことを思い出してもらうとイメージしやすいかもしれない。

排煙装置	IES 3	BILF200	Plume Port ActiV
外観			
製造企業 (国内販売 企業)	ERBE（アムコ）	CONMED （コンメッド・ジャパ ン）	CONMED （コンメッド・ジャパ ン）
フィルタ 構造	5層 （ULPA 15フィルタ・ フォームフィルタ・第 一活性炭・第二活性炭・ 微粒子シートフィルタ）	ULPAフィルタのみ （壁吸引システムに接 続可能）	ULPA フィルタのみ＋ 活性炭（内視鏡外科 手術用ポートに接続 可能）
フィルタ 寿命	最長80時間	—	—
吸引力※ (LPM： L/min)	≦730	—	—

※吸引力は，吸引圧・吸引流量設定や接続するチューブ（長さと径）により異なる。

Appendix

エネルギーデバイス用語集
主な機種・モード一覧

エネルギーデバイス用語集

FUSEの正しい理解の促進，普及活動，さらなる発展のため，国内のFUSE資格者有志によるMAGE（Make a Glossary for Energy Devices）プロジェクトにより作成されたエネルギーデバイス関連の必須用語である。

用語	説明
電気に関する基本用語	
Energy エネルギー	**解説** ある物理系がほかの物理系に対して仕事をする能力として理解される，間接的に観測される量。 **補足説明** ギリシャ語のEnergeia（仕事をする能力）に由来する。多くの医療機器に必須である電気エネルギーは，電子の移動により発生するエネルギーであり，光，熱，運動，位置，化学エネルギーなどのさまざまなエネルギーに柔軟に変換されたうえで利用される。なお，仕事をする「能力」をEnergy，仕事の「成果物」をWorkという。また単位時間当たりに仕事をする能力をPowerという。**Energy（エネルギー）＝Work（仕事），Power（パワー）＝Energy/時間。** **同義語** エナジー
Direct Current 直流電流 (p26)	**解説** 一定の極性を持った電源により電気回路を流れる電流。オシロスコープで直流電流を観察すると，電気回路の電圧は常に0V（基準線）より高い，または低い値をとる。 **補足説明** 交流電流はAC（Alternating Current）という。
Alternating Current 交流電流 (p26)	**解説** 極性が連続的に変化するエネルギー源からなる電気回路で生じる電流。オシロスコープ上では，波は「0」の上下を行き来し，極性の変化を表す。極性の変化の頻度をヘルツ（Hz）で表し，1秒間に波の入れ替わりが1回あることを1ヘルツ（1Hz）と表す。 **補足説明** 直流電流はDC（Direct Current）という。
Radio- frequency (RF) ラジオ波 (p19)	**解説** 周波数が300KHz〜10GHzの電磁波をさす。電気手術で用いられ，高周波電気手術器（RF Electrosurgical Generatorを参照）はこの帯域（400〜500KHz）の電流を出力する。 **補足説明** 中波（MF：300KHz〜3MHz）：AMラジオ，短波（HF：3〜30MHz）：短波放送・船舶無線，超短波（VHF：30〜300MHz）：FMラジオ，極超短波（UHF：300MHz〜3GHz）：地上波デジタル放送・携帯電話・無線LAN・電子レンジ，マイクロ波（SHF3GHz〜30GHz）：無線LAN・衛星放送・アマチュア無線。 ※総務省電波利用HPではSHFをマイクロ波と分類しているが，UHF/SHFがマイクロ波に分類されることもあり，厳密な定義はなく，使用される分野により異なる。 **同義語** 高周波
Ampere アンペア (p26)	**解説** 回路における電荷の移動，または電流（I）の単位。 **1アンペア＝毎秒1クーロン（C）の電荷を流す電流のこと。** **補足説明** 電子の持っている電気の量を電荷といい，単位はC（クーロン）。1A（アンペア）の電流を流すのは，1秒間に1C（クーロン）の電荷が移動することを意味する。これを電子の数に換算すると，約624億の1億倍の電子が移動することになる。

用語	説明
Current 電流 (p26)	**解 説** 回路内のある点において，単位時間当たりに通り過ぎる電荷の量（電子の数）を表す。電流の大きさを示す単位には，アンペア（A）を用いる（Ampereを参照）。
Volt, Voltage ボルト，電圧 (p26)	**解 説** 電気回路内における2点間の電位差で，単位はV（ボルト）である。 **補足説明** 電子を電気回路内に押し出す力を示す**V＝I（電流）×R（抵抗）**である。単位に関しては，交流電源は正弦波なので振幅の最大値はVp（peak）と表記され，ほかにもVp-p（peak to peak），Vrms（root mean square）などの表記法がある。一般に使用されている電圧の単位のVは実効値（Vrms）を示し**Vrms＝Vp/√2の**関係がある。 ESUの電圧設定は，製品によりさまざまである。一般に，モノポーラのカット（切開）モードやバイポーラに対し，コアグ（凝固）モードでは，より高電圧に設定されている。200Vpを超えると放電が起こるとされている。 電気手術器における出力の程度を制御する指標として，電圧が用いられている場合がある。
Impedance インピーダンス (p27)	**解 説** 交流回路における電子やイオンの流れ（電流）の流れにくさを表す量のこと。 **補足説明** 単位オーム（Ω）で表記され，物質（組織や電線など）における電子の通りにくさを反映している。直流回路における抵抗であるレジスタンス（Resistanceを参照）も単位は同じΩを用いる。 **同義語** 交流抵抗
Resistance レジスタンス (p27)	**解 説** 直流回路における電子やイオンの流れ（電流）の流れにくさを表す量のこと。 **補足説明** 単位Ωで表記され，物質（組織や電線など）における電子の通りにくさを反映している。抵抗という用語は直流回路で用いられるのが一般的で，交流回路ではインピーダンス（Impedanceを参照）を用いる。 **同義語** 直流抵抗
Watt ワット，電力 (p27)	**解 説** 電力を表す言葉である。1W＝1J（ジュール：仕事量の単位）/秒 **補足説明** 電気が仕事をする力＝電力を表す単位で，**電力（W）＝電圧（V）×電流（A）**と表される。電気手術器における出力の程度を制御する指標として，電力が用いられている場合がある。 **同義語** 消費電力，出力
Ohm's Law オームの法則 (p27)	**解 説** 電流（I）の値は，かかる電圧（V）と物質のインピーダンス・レジスタンス（R）によって決定され，I=V/Rの関係にある。水分やイオン含有量の多い生体組織は抵抗値が低い。脂肪組織や瘢痕組織，電気手術により乾燥した組織はインピーダンスが相対的に高くなる。 **補足説明** インピーダンス（Impedanceを参照）・レジスタンス（Resistanceを参照）は電気手術回路全体の要素によって影響を受けるが，組織の特性が最も重要な因子となる。
Power Equation 電力方程式	**解 説** 電力（1秒間に産生される電気エネルギー量）を求めるための公式。電力（W）は電流（I：単位はA）と電圧（V）との積で求められる。1Wは1J/秒に相当し，P=V×I=V×（V/R）=V²/Rとなる。
Joule ジュール (p27)	**解 説** 仕事（物体を変位させること）のエネルギー量を示す単位である。 **1W（ワット：電力を表す単位）=1J/秒** **補足説明** Wattは仕事率であり，時間当たりの仕事量を示す。**仕事＝力×距離[J**またはNm]と定義する。電気力学では1ボルト（V）の電圧の中で1クーロン（C）の電荷を動かすのに必要な仕事とも定義される。1J=1C×1V

Appendix

用語	説明
Joule Heating ジュール熱	（解説）抵抗がある導体（導電体）に電流を流したときに発生する熱エネルギーのこと。導体内に発生した電場によって加速した自由電子が陽イオンに衝突し，衝突によって振動した陽イオンの熱運動により発熱する。単位は[J]（ジュール）。 （補足説明）電気抵抗R[Ω]の物体にI[A]の電流をt秒間流した時に発生する熱量Q[J]は，$Q = RI^2t$で表される。 ソフト凝固やベッセルシーリングデバイス，ラジオ波アブレーション（Radiofrequency ablation参照）を用いる電気手術器はジュール熱による組織効果を利用している。電気手術器（ESU：本体），アクティブ電極，患者，対極板で形成される閉回路を流れる交流電流は，電流密度の最も高い部位（主にアクティブ電極と組織の間）で最も大きな熱エネルギーを発生させる。 （同義語）抵抗加熱
Current Density 電流密度 (p38)	（解説）単位面積当たりの電流量である。この値を変えることで，高周波エネルギーの組織効果を制御する。 （補足説明）電極先端に集積された非常に高い電流密度は，組織を加熱しヴェポライゼーション（Vaporizationを参照）を引き起こす。やや低い電流密度は，組織の凝固（Coagulationを参照）とデシケーション（Desiccationを参照）を引き起こす。その一方で，対極板のように広い面積に同じ電流が流れた場合は，細胞への影響はないかもしれない。
Power Density 電力密度	（解説）組織のある一定面積に流れる電力量のこと。電力密度が高ければ高いほど，細胞や組織への熱効果が大きくなる。電力密度と電流密度（Current Densityを参照）の計算方法は異なるが，どちらも単位時間当たりに一定箇所へ流れるエネルギー量を反映している。 （補足説明）電力密度は電流密度の二乗に比例する。電力密度は，外科手術でエネルギーデバイスを使用する際，その性能を発揮させるために最も重要な要素である。電力密度は，電極の形と大きさ，および電気手術器の出力設定によって規定される。 超低電力密度であれば，対極板貼付部位のように組織への影響はなく，やや高い電力密度になると組織温を上昇させてデシケーション（Desiccationを参照）や凝固（Coagulationを参照）をもたらす。高い電力密度になると，組織や細胞のヴェポライゼーション（Vaporizationを参照）を引き起こす。

組織効果を表す用語

用語	説明
Tissue Effect 組織効果 (p34)	（解説）エネルギーデバイスを組織に使用することで生じる，肉眼的には切開や凝固，炭化（焦げ）といった効果である。 （補足説明）電気手術器（ESU）の出力や出力波形，標的組織のインピーダンスの大きさ，アクティブ電極の大きさや形状，組織との接触の仕方などによる電流密度，アクティブ電極の動かし方などといった条件により，切開や凝固などさまざまな組織効果が得られる。
Vaporization ヴェポライ ゼーション (p23)	（解説）細胞内の温度を急激に100℃に上昇させ，液体を気化して蒸気を発生させる作用。気化に伴う細胞内体積の急膨張により細胞壁が破裂し，ガス状の細胞内物質が放出される。この作用は，モノポーラ電極を使用する際に起こりやすい。 （補足説明）先端形状がシャープ（薄くて幅が狭い）なモノポーラ電極では，電流密度が高くなるため起こりやすくなる。主にモノポーラによる組織の切開・切離の際に起こっている現象である。 （NG表現）焼灼
Desiccation デシケーション (p23)	（解説）細胞の温度上昇に伴って細胞内の水分が失われる作用。この現象は細胞内の温度が45℃以上で100℃未満のときに起こる。温度が100℃に近いほど水分は蒸気となり，細胞は気化する。この過程は細胞膜の熱損傷によって促進され，通常はタンパク質の凝固とともに起こる。デシケーションは，モノポーラ・バイポーラ機器のいずれでも起こすことができる。 （同義語）脱水，乾燥 （NG表現）焼灼器（それ自体が熱をもつもの）

用語	説明
Coagulation 凝固 (p22)	**解説** タンパク質の凝固を意味し，白色凝固とよばれることもある。分子レベルでは50〜100℃において細胞内の水素結合の脱離とランダムな再結合によって生じる変化である。このプロセスは細胞内の脱水やデシケーション（Desiccationを参照）と合わせて起こり，一般に止血目的の血管シーリングに用いられる。このようなタイプの凝固は，モノポーラ・バイポーラ機器のいずれでも起こすことができる。 **補足説明** 細胞レベルで完全脱水の状態を"白色凝固"とよぶ。さらに温度が上昇し分子レベルの崩壊が進むと，組織は炭化し"黒色凝固"とよばれる状態となる。 **同義語** コアグレーション，白色凝固 **NG表現** 焼灼
Fulguration 放電凝固 (p54)	**解説** 黒色凝固ともよぶ。電極と組織との間にアーク放電を広く発生させることにより生じる表面的なタンパク凝固である。放電凝固は通常，凝固モードの変調高電圧波形の出力と，電気メスの電極が直接組織に接しない状況（ノンタッチテクニック）が必要である。組織温度は，ヴェポライゼーション（Vaporizationを参照）または白色凝固（Coagulationを参照）の温度より高くなり，通常200℃を超え，そして生体分子構造の破壊と炭化が起こる。放電凝固は，表面の浅い凝固と表在性・毛細血管性および細動脈性出血（滲出性出血）のデシケーション（Desiccationを参照）を起こす効果的な方法である。 **補足説明** 放電凝固に用いられる出力波形は，低いデューティーサイクル（一般に6％）の高電圧波形である。腹腔鏡下手術において放電凝固は，その高電圧によって鉗子等の手術器具の絶縁部分が破損するおそれがあるため，使用を避けるよう注意喚起されている。 **同義語** 黒色凝固，スプレー凝固，ファルギュレーション **NG表現** 焼灼
Carbonization 炭化 (p22)	**解説** 組織が200℃またはそれ以上の温度に上昇した状況にさらされた際に生じる焦げ様変化。高電圧の断続波である，いわゆる凝固モードを使用した際に生じやすい。アーク放電を伴う放電凝固では400℃まで瞬時に温度が上昇し，標的組織表面に炭化が生じる。 **補足説明** 手術が行われる環境下では，キャラメル化やメイラード反応（Caramelization参照）が160℃強で生じるが，それよりも高い温度での組織変性となる。ジュール熱による組織温度の上昇が主体のモード（いわゆる切開モード）の場合は，炭化温度に達する前に組織のデシケーションが生じるため炭化はあまり確認できない。ただし，電気メスの切開面の組織標本を顕微鏡で観察すると，表面には微小の顆粒状炭化組織の付着が確認される。
Caramolization キャラメル化 (p51)	**解説** 細胞や血液に含まれる糖が，100〜200℃に加熱され，酸化した時に起こる褐変反応のことで，キャラメル色の粘着性をもつようになる。キャラメル化や炭化が起こるとシーリング効果が弱くなり，エネルギーデバイス先端に組織が固着しやすくなる。 **補足説明** 具体例として，血液がエネルギーデバイスで加熱されると，血糖によりキャラメル化が起こる。キャラメル化については反応機構が複雑であり，ほとんど解明されていない。同じように褐変反応を起こすメイラード反応は，タンパク質に糖が縮合することから糖化ともよばれ，加熱により促進されるが常温でも起こりうる。
Collateral Thermal Injury 副次的熱損傷	**解説** モノポーラ，バイポーラなどの電気手術器により，標的組織に隣接する組織や臓器に生じる副次的な熱損傷の総称。 **補足説明** 組織を加熱すると概ね70〜150℃で褐色に変色し，200〜400℃で組織表面に炭化が起こり黒色に変色する（焦げ）。周囲の熱損傷や焦げを避けるよう，エネルギーデバイスの出力は最小限に留める。

Appendix

用語	説明
Lateral Thermal Spread 側方熱拡散 (p62)	**解説** エネルギーデバイスの先端が接触している部位，あるいはデバイスで挟んだ組織の側方に熱が広がる現象。 **補足説明** 特に，バイポーラ機器や超音波凝固切開装置で生じやすく，デバイス先端の側方数mmの範囲に及ぶ。先端と重要構造物との間に安全な距離があることを確認し，デバイスを作動する。また，作動時間が長いと側方熱拡散による副次的臓器損傷のリスクは高くなる。側方熱拡散のリスクを低減させるため，出力調整機能を向上させ作動時間の短縮を図るデバイスもある。
Arcing アーク放電 (p48)	**解説** 2つの電極の間に気体（絶縁体）が介在する状況であっても，一定以上の高電圧出力であると，気体に絶縁破壊が起こり，気体中に持続的な放電が起こって電気が流れる。アーク放電が起きると電流は周囲に磁場を形成し自己収縮するため（ピンチ効果），電流は細く集中し，ジュール熱と圧縮により高温が発生する。電気メスの場合，アクティブ電極の先端と組織の間にアーク放電が発生するには，およそ200Vp以上のピーク電圧（電位差）が必要とされている。Arcingは連続的な放電，Sparkは瞬間的な放電を意味する。 **補足説明** モノポーラ機器による「切開」は，低電圧の連続波電流によりアクティブ電極と組織の間に発生したアーク放電がヴェポライゼーション（Vaporization参照）と蒸気帯（Steam envelope参照）を連続的に線状に作り出すことにより，組織に切開部が形成される。 次に「放電凝固」の場合は，高電圧の間欠波電流によるアーク放電が繰り返し発生する。通電した領域の温度は一瞬で200℃以上に達して組織は炭化するが，炭化によるインピーダンスの上昇と間欠波電流により，放電経路はランダムに変化するため，組織の凝固は約0.5mmの深さに留まり，広い領域にスプレー効果のように現れる。 一方，「ソフト凝固」はピーク電圧が200Vp未満に設定されているためアーク放電は起こらず，接触通電させてジュール熱によるタンパク変性を起こし凝固止血することに特化した出力モードとなる。 なお，アルゴンガスは電気の伝導性を高めるため，アルゴンプラズマ凝固装置は1～2cmの距離から高電圧のアーク放電を発生させることができる。 **同義語** Spark（スパーク），花火放電
Steam Envelope 蒸気帯 (p48)	**解説** 細胞内温度が急激に100℃を超え細胞壁が破裂し，ヴェポライゼーションにより細胞内物質が放出する。蒸気帯はそれら放出物質であるイオン・有機物質・蒸気が多く存在する領域のことを指す。伝導性が高い物質であることから，アクティブ電極と組織との間でアーク放電が生じやすい環境となる。 **補足説明** 蒸気帯には電化したイオンが含まれているため，アクティブ電極の先端を適切なスピードで蒸気帯の中に保つと，進行方向に向かってよりスムーズな放電が起こる。 **同義語** Plasma cloud
Metal-to-metal Arching 金属間放電 (p102)	**解説** 2つの電極間に発生するアーク放電のうち，金属間に発生するもの。アクティブ電極と金属クリップやステープル針，鉗子・圧定鉤との間に起こりやすい。 **補足説明** ステープルラインでは小さなステープルに電導し，電流密度が高くなるため，ステープル周囲の組織温度が劇的に上昇し（ステープルは1,000℃以上に達することがある），組織損傷や術後リークの原因となることがある。
Coaptive Coagulation 接合的凝固	**解説** 脈管をデバイスで挟み込んだり，脈管壁を圧迫したりした状態でエネルギーデバイスを用い，シーリング（封止）するために脈管壁を接着凝固すること。モノポーラ，バイポーラ機器などの電気手術器や，超音波エネルギーシステムを用いて行うことが多いが，デバイス先端の余熱などの熱で行うこともできる。 **補足説明** モノポーラやバイポーラ機器で効果的に止血するためには，血管の確実な圧着と低電圧での連続的な出力により均一なデシケーション（Desiccation参照）とタンパク凝固を図ることが望ましい。高電圧の出力では炭化やキャラメル化が起こるため（Carbonization，Caramelization参照），止血能が低下する。上部消化管出血では多極凝固子やヒータープローブなどが用いられることもある。

用語	説明
Buzzing バジング (p80)	**解説** 出血部位周囲の組織を鑷子で挟み，シーリングするように圧迫し，鑷子に通電することにより止血を試みる手技のこと。 **補足説明** バジングは，低電圧で連続的な電流波形である切開モードで行うと，より安全で効率よくムラのない凝固による止血が可能となる。直接結合を防ぐため，止血部位の組織以外に鑷子が組織へ触れていないことを確認する。また，内視鏡外科手術でのバジングは，鉗子のシャフトの絶縁不良があった場合に視野外で熱損傷が起こる可能性がある。日本語の直訳は（虫や機械などが）ブンブンいう，ジージーいうという意味である。
Vessel Sealing 脈管シーリング (p5)	**解説** 高周波電気エネルギーや超音波エネルギーを利用し，組織凝固により脈管の壁を接着して閉鎖/止血すること。①標的組織の圧迫，②細胞・組織の凝固が主な機序である。まず脈管の圧迫により持続的な血流を遮断することで，近位血栓の形成を促進する。同時に，持続血流に乗って熱が対象組織外へ放散してしまうheat sink（Heat/electrical sink参照）を予防する。この状態でエネルギーデバイスにより組織温度を上昇させることで，脈管壁組織のタンパク構造が変化して組織同士が接着し，脈管の閉鎖/止血が完了する。 **補足説明** 高周波手術器具では細胞内を電流が通過することでイオン振動が生じ，熱エネルギーが発生する．この場合，組織の圧迫が不適切であったり強すぎたりすると，標的外の組織へ電流が迂回することがある。一方，超音波凝固切開装置では先端のブレード自体が高温となり，直接接触している組織へ熱が伝達されることで組織が加熱される。 **同義語** ベッセルシーリング，脈管封止

電気メスデバイスに関する用語

用語	説明
Electro-surgery (ES) 電気手術	**解説** 凝固（Coagulationを参照），デシケーション（Desiccatonを参照），放電凝固（Fulgurationを参照）などを目的とした組織効果を得るために，組織に高周波電流を流すこと。 **補足説明** 人体に電流を流す場合，一般に供給されている50～60Hzの交流電流では細胞が脱分極して感電してしまう。そのため，脱分極を起こさない100kHz以上の周波数に変換する必要がある。手術で用いられる周波数は500kHz前後が一般的であり，その周波数がAMラジオの周波数（300kHz～3MHz）と同じであるため，「Radiofrequency」と表現される。また，「高周波」の定義は，医療，無線通信など分野により異なるが，電気メスについてのJIS規格では「5MHz未満かつ一般的に200kHzを超える周波数」と定義されている。 **同義語** 電気メス
RF Electro-surgical Generator 高周波電気手術器 (p16)	**解説** 典型的には箱型の機器で，壁面コンセントから得られる交流電流の周波数（50～60Hz）を高周波（約300～3500kHz）へ変換するとともに，出力の大きさおよび出力波形をコントロールする。多くの場合，300～500kHzの高周波を発生する。開発者の名前を関してボビーマシーンとよばれたり，焼灼機とよばれたりすることもある。 **補足説明** 開発者であるWilliam T. Bovieは米国ハーバード大学の科学者で，元々は植物生理学者であったが，徐々に手術用の高周波電気手術器の開発に取り組むようになった。1926年に「脳神経外科手術の父」として知られるHarvey Williams Cushing（Cushing病で有名）がBovieの開発した機器を手術に使用したのが高周波電流を用いた手術の始まりである。 **同義語** 高周波電気手術ジェネレーター（高周波電気手術発生器），電気手術器（ESU），高周波手術装置，治療用電気手術器 **NG表現** ボビー焼灼機，ボビー装置など

用語	説明
Grounded-type Generators アース付き 電気手術器	**解　説** アース付き電気手術器は，地面に接している導電体を通して電流回路を形成して使用するが，熱傷を引き起こしやすく現在ではほとんど使用されていない。 **補足説明** 例えば患者の腕が金属の支柱に触れていた場合，電流が患者からその支柱へ流れ，支柱との接触部分で患者の腕が熱傷を負う危険性があった。現在使用されている電気手術器はアクティブ電極と対極板により閉鎖回路をもつため上記のような事象は起こりにくい。電流が対極板以外の部位に流れた場合でも，電気手術器が回路内の電流低下を感知し，即座に出力を停止するシステムとなっている。
Active Electrode アクティブ 電極 (p17)	**解　説** 高い電流密度を作りやすいようデザインされた表面積の小さい電極で，熱による組織効果を生み出す。モノポーラでは1つのアクティブ電極を有し，バイポーラでは2つの相対するアクティブ電極をもつ。 **補足説明** 接触/非接触通電での組織効果を生み出すために，先端面積を小さくして電流密度が高くなるようにした作業電極である。モノポーラの作業電極は1つであるのに対して，バイポーラでは相対する2つの作業電極がある（Bipolar Instrumentを参照）。 **同義語** 電極，先端電極，メス先電極，モノポーラ電極，バイポーラ電極（などと国内ではいわれてもいる） **NG表現** ボビー，メス先，電気メス
Dispersive Electrode 対極板 (p64)	**解　説** モノポーラ電気回路で使用される比較的大きな表面積の電極で，エネルギーを分散し，それにより貼り付け部位の熱損傷を防止する。 **補足説明** 慣習的には，グラウンドパッド，リターン電極，または受動電極として知られる。場合によっては，分散電極がバイポーラ機器に組み込まれる。 **NG表現** 接地パッド，回収電極，受動電極，中立電極，不関電極
Open Circuit 開回路	**解　説** 回路が完成されていないときに電気手術器を作動（通電ボタンを押す）することで起こる状態を指す。例えば，手術室において，アクティブ電極が組織の近くになかったり，組織に接していなかったりするときに電気手術器が作動している状態である。 **補足説明** 断線とほぼ同義であり，反義語はclosed circuit（閉回路）である。モノポーラ電気メスでは，電気手術器（電気メス本体）－アクティブ電極－患者－対極板－電気手術器（電気メス本体）で閉回路（サーキット）が完成する。
Insulator 絶縁体 (p106)	**解　説** 電気を通過させない材料や物体。電気を通しやすい導体（導電体）に対して，不導体ともいう。 **補足説明** 凝固組織やアクティブ電極に付着する焦げ（炭化組織）も絶縁体として作用する。そのため，アクティブ電極は常に焦げのない状態に保つことが大切である。エネルギーデバイスにおいて通電させたくない部分を被覆している部分も絶縁体である（シースなど）。
Monopolar Instrument モノポーラ 機器 (p24)	**解　説** 1つの電極を用いて組織のヴェポライゼーション（Vaporizationを参照）/切開，凝固/デシケーション（Desiccationを参照），放電凝固（Fulgurationを参照）を行うよう設計された手術器具。 **補足説明** 閉鎖回路を完結させるため，モノポーラ機器には対極板が必要である。バイポーラ機器と比較して電流の通過距離が長く，予期せぬ電流迂回を生じやすいので注意が必要である。 **同義語** 単極器具 **NG表現** モノポーラ出力，ボビー，焼く棒

用語	説明
Bipolar Instrument バイポーラ機器 (p70)	（解説）主に凝固/デシケーション（Desiccationを参照）用，ときに切開/ヴェポライゼーション（Vaporizationを参照）用に設計されたデバイスの先端に2つの電極を有する手術機器である。 （補足説明）凝固/デシケーション用に設計されているデバイスは，2つの電極がアクティブ電極（Active Electrodeを参照）となる。2つの電極が1つのデバイスに搭載されるので，電流回路に含まれる組織は両電極に挟まれた部分となる。 （NG表現）「クレッピンガー」，「PK」（商品名）など
Advanced Bipolar アドバンスドバイポーラ (p74)	（解説）2つの電極で挟んだ組織のインピーダンス（Impedanceを参照）を感知し，持続する電流電圧の出力を変化させるデバイス。組織のインピーダンスが至適レベルへ到達すると電気手術器からのエネルギー供給が停止する。直径7mmまでの血管をシーリングすることができる。 （補足説明）アドバンスドバイポーラシステムは既存システムに比べて，電気手術器が組織のインピーダンス（Impedanceを参照）や温度をモニターし，自動的に出力エネルギーの調整をするという利点が加わっている。Dual action jawによって機械的な組織切開を可能にするほか，切開ブレード（内蔵する刃）を有するデバイスもあり，その場合は組織のシーリング後に切離が可能となる。アドバンスドバイポーラシステムと超音波凝固装置が1つのデバイスに融合されたデュアルエネルギーデバイスもある。 （同義語）組織シーリングデバイス，血管シーリングデバイス，バイポーラ電気外科デバイス （NG表現）超音波エネルギーデバイス
Duty Cycle デューティーサイクル (p32)	（解説）デューティーサイクルとは，単位時間あたり波形が出力されている時間の占める割合のことをいう。デューティーサイクルは，高電圧出力の凝固モードにおける約6％から，ピュアカット（Cutting Waveformを参照）での100％まで幅がある。 （補足説明）現在の電気メスでは，出力波形は極めて複雑に設定されており，さらにリアルタイムでフィードバック補正が入るため，デューティーサイクルの基本的な概念だけではそれぞれの機種の特性を深く理解することはできない。
Cutting Waveform 切開波形 (p46)	（解説）オシロスコープに正弦波として現れる，電気手術器によって生成された連続的な比較的低電圧の波形。変調のない出力の場合（100％のデューティーサイクル（Duty cycleを参照），ピュアカット（純切開）などとよばれる。組織のデシケーション（Desiccationを参照）や凝固，特に血管のシーリング（バジング）に適している波形である。 （補足説明）あくまで凝固波形（Coagulation Waveformを参照）などほかの波形との比較で「低電圧」といわれている。 （同義語）低電圧電流
Blended Waveforms ブレンド波形 (p50)	（解説）2種類の出力が混合している波形と誤解されている。ブレンド波形は実際のところ電気手術器の切開（カット）モードのボタン側から出力される，変調された低電圧出力のことである（減衰はしない）。ブレンド波形の出力のデューティーサイクル（Duty Cycleを参照）は通常30〜80％の間であり，デューティーサイクルが減少するにつれてピーク電圧が上昇する。これらの波形は，電気的切開と比べてタンパク質凝固の量を増やすように設定されている。 （同義語）変調電圧電流 （NG表現）焼灼

Appendix

用語	説明
Coagulation Waveform 凝固波形 (p52)	**解　説** 高電圧で間欠的な波形と誤解されるが，一般にデューティーサイクルが10％以下の減衰（振幅が漸減した）波形である。この波形は放電凝固（Fulgurationを参照）に使用され，抵抗の高い組織のヴェポライゼーション（Vaporizationを参照）や切開を行う際にも有用である。この波形で生じる凝固は不均一で表面的なものであるため，血管のシーリングにはあまり適していない。 **補足説明** 一般に，高電圧で出力されることから，組織の炭化や側方熱変性を起こしやすい。 **同義語** 高電圧波形 **NG表現** 焼灼
Spray Coagulation スプレー凝固 (p54)	**解　説** アクティブ電極と組織との間に非連続性にアーク放電が広く発生することで生じる表面的な組織凝固である。電気メスのアクティブ電極と組織との間を数mm離した非接触状態で，非常に低いデューティーサイクルの高電圧波形出力モードであるスプレー凝固モードを使用する。アーク放電により急速に組織表面が炭化され，インピーダンスが上昇し，組織深部まで，電流が流れにくくなるため，組織深部の凝固は起こりにくい。表面的かつ広範囲の出血に対する止血に有用である。 **補足説明** 名称の由来は電流がスプレー状に放電しているさまからである。「放電凝固」と「スプレー凝固」はほぼ同義であるが，市販されている一部の高周波電気手術器ではそれぞれを別のモードとして分けている機種もある。内視鏡外科手術では，絶縁被覆部の耐電圧を超える高電圧によって破損や絶縁不良が起こる恐れがあるため，一般に使用は推奨されていない。 **同義語** 放電凝固
Argon Plasma Coagulation (APC) アルゴンプラズマ凝固 (p55)	**解　説** 電気伝導性が高いアルゴンガスの射出を用いながら，スプレー凝固モードで通電することで組織の表面的な凝固を起こす。スプレー凝固同様，非接触通電で行う。 **補足説明** アルゴンガスは化学的に安定な希ガスの一種で比較的安価である。組織深部への熱損傷が少なく，血液を吹き飛ばし視野を保ちながらの凝固止血が可能となる。モノポーラ機器と同じ原理なので対極板が必要である。放電凝固に準じた出力設定が用いられる。アルゴンガス塞栓のリスクがあるため，アクティブ電極を組織に近づけすぎないよう注意する。同じく内視鏡外科手術で使用する際にはガス噴射により気腹圧が急上昇するため脱気が必要である。
Impedance Monitoring インピーダンスモニタリング (p30)	**解　説** 組織効果をインピーダンス（≒電気抵抗（値））という形で1秒間に何万回も計測し，リアルタイムに電圧，電流の出力調整を行うために近年の電気メス本体（ESU）に搭載されるモニタリング機能。 **補足説明** 電気メス本体（ESU）が自動的に組織の切開・凝固の進み具合をモニタリングし，出力を自動調整する機能である。組織のインピーダンスに応じて調整されるため，脂肪の多い組織か，繊維組織か，ということや凝固の程度を直接見分けられる訳ではない。
Impedance Monitoring (Split Dispersive Electrode) インピーダンスモニタリング（2面型対極板） (p66)	**解　説** 一般的な電気手術器（ESU）では分割型の対極板を使用し，分割電極を構成する2つのパッドのインピーダンス（Impedance参照）をモニターし比較している。対極板のパッドが部分的に剥れたときのように電極間でのインピーダンスに差が生じた場合は，ESUを停止させアラームが鳴る。インピーダンスのモニター機能を備えたESUでも，固定具の金属が接触するなど閉回路が不完全となる場合や，対極板に剥がれがある場合，安全に停止しないこともあり得るため注意が必要である。事故を防ぐためには担当する手術チームで閉回路を確認する必要がある。(Open circuit（開回路）参照) **補足説明** 対極板には，2つのパッド電極間に検知電流を流しインピーダンスを測定する導電型対極板と，電気メスの先端と対極板の間に検知電流を流し電気容量を測定する容量結合型対極板がある。対極板が剥がれた際に対極板で起こる発熱は，容量結合型対極板のほうが頻度は低いとされる。 **同義語** インピーダンスモニタリング（分割型対極板）

用語	説明
有害事象に関する用語	
Direct Coupling 直接結合 (p97)	**解説** アクティブ電極からの電流が，鑷子や回路外にある手術器具（開創器など）を介して組織へ流れ，臓器障害や熱傷といった組織効果が起きること。直接結合は術中の止血手技（バジング）で意図的に行われることもある（Buzzing参照）。 **補足説明** 鑷子を用いてバジングする際に，組織に近い部分ではなく，術者の手よりも遠位側でモノポーラ機器がアクティベートされた場合は，術者の手が触れている部位に電流が流れる。術者の手袋に穴が空いている場合や長時間のアクティベートによって電流密度が上昇し手袋の破綻が起こった場合，術者の手は熱傷を負う危険性がある。
Direct Thermal Extension 直接熱伝導 (p112)	**解説** 近接する組織に熱が及ぶこと。長時間または繰り返しデバイスを使用することでリスクが高まる。 **補足説明** 臓器間の癒着をエネルギーデバイスを使用して剥離する場合，癒着組織を介しての直接熱伝導により予期せぬ臓器損傷を起こすリスクがある。臓器損傷のリスクを抑えるためには，デバイスの作動時間を短くする（ショートバースト）よう心がける。
Inadvertent Activation 不用意なアクティベーション (p110)	**解説** 電気手術器（ESU）を不用意に作動させた場合に起こる有害事象で，すべての電気手術器（ESU）で起こりえる。電気メスのハンドピースは術野に置かずにプラスチックホルダーに収納するなど，対策を講じる。2つ以上の電気手術器を使用する際は誤った機器を作動させる可能性があり，さらなる注意が必要である。 **補足説明** 重篤な合併症として，腹腔鏡下胆嚢摘出術中のモノポーラ機器の不用意なアクティベーションによる遅発性消化管穿孔が挙げられる。腹腔内にモノポーラ機器を入れた状態でフットペダルの位置を探して術野から目を離してしまい，その際モノポーラ先端の位置が動き十二指腸に近接した状態で不用意にアクティベートされたことが原因である。
Alternate Site Injuries 電流迂回による別部位損傷 (p100)	**解説** アクティブ電極・対極板・電気手術（ESU）で構成する閉回路以外で，患者の身体の一部が導電体に接触するなど電流の迂回路が形成され，迂回路に熱傷などが起こること。近年の電気手術器（ESU）では迂回路形成による電流の減少を検知した場合は自動的に停止するため，この現象は起こりにくくなっている。 **補足説明** 患者と金属やその他の導電体との接触を避けるという，基本的な安全上の注意は払われるべきである。具体的な例として，手術台の金属部分や離被架（りひか）・開創器などの支柱との接触を避ける，指輪やピアスなどのアクセサリーを外す，などである。
Capacitive Coupling 容量結合 (p104)	**解説** 2つの導電体が誘電体（絶縁体）で隔てられ，開回路の状態で通電すると，絶縁体に静電容量として蓄えられ，手術鉗子などの伝導体を通じて分流が起こる。この分流により意図せぬ臓器などに損傷を起こすことがある。容量結合はモノポーラ機器の使用時にのみ発生する。バイポーラ機器では電流は2つのアクティブ電極の間にのみ流れるのでそのリスクはない。 **補足説明** 例えば内視鏡外科手術において，絶縁されたモノポーラ機器を金属カニューラを通して体腔内に挿入し作動した場合，金属カニューラが荷電される（コンデンサとなる）。この現象が容量結合である。電気手術器が停止するか，コンデンサ内の電荷が放出されるまで電荷はコンデンサに蓄積される。金属カニューラが直接腹壁に挿入されている場合は，電荷は患者の体内に分散する。しかし，金属カニューラが絶縁体（プラスチックなど）の外筒で被われた状態で腹壁に挿入されている場合は，金属カニューラ内の電荷が体内に分散せずに蓄積されているため，偶然接触した他の臓器（消化管など）に電荷が放出され熱損傷を来す場合がある。

用語	説明
Insulation Failure 絶縁不良 (p108)	**解説** 絶縁不良は，腹腔鏡手術など内視鏡外科手術機器の絶縁被覆部の破損のことであり，破損部より電気が漏れることで臓器損傷の原因となる。絶縁破綻部位が小さいほど，その部位に電流が集中するため電流密度が高くなり，臓器損傷のリスクが大きくなる。 **補足説明** 絶縁不良は注意深く目視点検を行なっても，しばしば検出困難である。そこで電気手術器の絶縁不良を点検するため，絶縁不良検知システムの使用が勧められている。内視鏡外科手術においては，術野カメラの視野外で電気手術損傷が起こることがある。手術中に気づかないことも多く，十分な注意が必要である。一方，開腹手術であっても比較的深部の操作となった場合や，口腔内など入口部の径が限られている場合に，電気メスやバイポーラ機器の絶縁不良により手術操作部位によって浅い部分での熱傷を引き起こす事例が報告されているため注意が必要である。
Residual Heat 余熱 (p113)	**解説** 組織への通電後に，主にアクティブ電極の温度上昇が余熱として残り，高温のままであること。特に超音波凝固切開装置で高温となりやすい。機器の先端が60℃以上で脆弱な組織（腸など）に接触した場合に熱損傷を引き起こす。 **補足説明** 超音波凝固切開装置をショートピッチ（ブレード先端で組織をわずかに挟み込んで使用）で使用することで，アクティブブレードのティッシュパット（非アクティブブレード）の摩擦が大きくなり，過剰な温度上昇を起こす。 **同義語** 残留熱
Electrical Bypass 電気のバイパス (p72)	**解説** バイポーラのアクティブ電極同士が接する場合，挟み込んだ標的組織に電流が適切に流れず，主に電極間で電流が流れてしまう状態。 **補足説明** 例えば，バイポーラ機器で標的組織を先端より手前で把持した場合や，強く把持しすぎた場合に，バイポーラ機器の2つの電極が直に接することにより，組織に十分な電流が流れず効果が不十分となる。
Mushroom Effect マッシュルーム効果 (p72)	**解説** バイポーラ機器において，2つのアクティブ電極で挟んだ組織が凝固した後も通電を続けると，よりインピーダンスの低い側方組織に電流が迂回して流れ，組織効果が起こること。周囲へ凝固が起こることで，予期せぬ損傷をきたす危険性がある。 **補足説明** 従来のバイポーラ機器は周囲組織へのダメージを減らすような機構はなく，標的組織に伝わるエネルギーを制御するためのインピーダンスや温度のフィードバック機構は備わっていない。したがって，術者自身が視覚的な情報（組織の色調変化，サージカルスモークの発生など）をもとに適切なタイミングで出力を止める必要がある。
Electro-magnetic Interference (EMI) 電磁干渉 (p114)	**解説** 電磁干渉には，病院内のあらゆる医療機器（モノポーラ機器，RFA (Radiofrequency ablation) 装置，ECGモニター，輸液・輸血加温機器，MRI，CTなど）が関係する。電磁干渉によって，CIED (Cardiovascular implantable electrical devices) が誤作動したり，電気部品の故障が起こる。CIEDの部品を介して組織損傷が起こると，CIEDの役割が果たせなくなる場合がある。電磁干渉の程度は，高周波電気手術器とCIEDの距離や向きなどによって影響される。 **補足説明** 電磁干渉を起こさないためには，電磁干渉を起こす機器を使わないことが理想であり，バイポーラ機器や超音波凝固切開装置は比較的安全とされる。また，モノポーラ電気メスを使用する場合でも，低出力で使用する，低電圧のカットモードを使用する，アクティブ電極と対極板の間を流れる電流がCIED本体やコードと交わらないように対極板を貼付する，などに留意する。
Cardiovascular Implantable Electrical Devices (CIED) 埋込み型心臓電気デバイス (p115)	**解説** ペースメーカーや埋込み型（植込み型）除細動器などの，心血管系に作用する埋込み型医療機器。 **補足説明** CIED以外の埋込み型医療機器として，パーキンソン病などに対する深部脳刺激療法（Deep Brain Stimulation：DBS）に用いる機器や難治性てんかんへの迷走神経刺激療法（Vagal Nerve Stimulation：VNS），失禁に対する仙骨神経刺激療法（Sacral Nerve Stimulation：SNS）などがある。 **同義語** 植込み型心臓電気デバイス

用語	説明
Fire Triangles 火災の三要素 (p119)	**解 説** 手術室火災は，①電気手術器や手術用レーザーなどの発火源，②ドレープや消毒液などの燃料，③酸素や笑気などの可燃性ガスからなる三要素が揃った場合に起こりやすい。①は執刀医，②は執刀医・助手と看護師，③は麻酔科医が中心となり，リスクの認識と予防策を講じる必要がある。 **補足説明** 手術室火災は稀とされるが，米国では年間550〜650例が発生しており，手術部位間違いの報告数と同程度である。手術室火災の95%は軽微であるが，年間20〜30例は何らかの後遺症を残している。手術室火災の21%が気道内で，44%が頭頸部や上胸部周囲で発生している。またECRI（Emergency Care Research Institute）ガイドラインでは，切開モードを積極的に使用，不使用時はプラスチックケースへ収納，燃焼性の消毒液やアルコールは完全に乾くまでドレープをかけない，これらの消毒薬が術野にこぼれた場合は拭き取るまで手術操作を行わない，頭頸部手術では開放性の酸素投与（カニューラやマスク）を最小限にする，気管を切開する際には電気手術器を使用しない，頭頸部手術ではドレープの下に酸素が豊富に存在すると認識する，などの予防策を示している。また，ドレープは酸素が貯留しないように酸素投与部位（挿管している頭部など）は完全には覆わずに隙間を作っておくこと，一方でドレープの開窓部（術野）は酸素が漏れてこないようにできるだけ隙間を作らないようにシールしておくことも予防策として重要である。
RACE 手術室火災時 の対応 (RACE) (p124)	**解 説** 火災時，すなわち大量の煙と炎が上がっている状況では，RACE（救出 Rescue, 警告 Alert, 封じ込め Confine, 避難 Evacuate）に従って行動する。Rescue（救出）では，手術室内の火災から患者を救出する。Alert（警告）では，職員は火災警報システムを作動させて警報を鳴らし，適応があれば消防署に通報を行う。Confine（封じ込め）では，火災が発生した部屋の全ての扉を閉め，医療用ガスの元栓，自動排煙装置，電力供給を遮断する。Evacuate（避難）では，火災が発生した部屋から避難し，必要ならば全手術室から避難する。 **補足説明** 実際に手術室火災が起こった際には，次に挙げるステップを手術室チームで速やかに行う。①まず，患者への酸素を止めて呼吸回路との接続を外す。気道内に火災が及ぶ場合には挿管チューブから呼吸回路を外し速やかに挿管チューブを抜去する。②次に，燃えているもの，燃えたものはすべて患者から速やかに除去する。③燃えているものを消火する。生食を浸したタオルガーゼで覆ったり，生食をかけて消火する。めったにないが二酸化炭素消火器が必要になることもある。④最後に，患者のケアを行う。酸素ではなく空気で呼吸を回復し，標準的な方法で熱傷などに対応する。
Surgical Smoke サージカル スモーク (p126)	**解 説** エネルギーデバイスにより発生する煙霧にはさまざまな有害物質やウイルスが含まれることがある。また，シアン化水素などはサージカルスモークの副産物である。サージカルスモークは気道刺激性を有する。 **補足説明** 婦人科領域では術野排煙に含まれるヒトパピローマウイルス（HPV）による医療従事者の感染について米国国立労働安全衛生研究所（The National Institute for Occupational Safety and Health：NIOSH）からも報告があり[1]，先行文献では婦人科男性医師の咽頭癌の症例報告を始め[2]，システマティックレビューも散見される[3]。NIOSHは十分な排煙設備の整わない環境でのN95マスクの着用を推奨している。 1) https://www.cdc.gov/niosh/topics/healthcarehsps/smoke.html 2) PMID 24246045 3) PMID 23605191 **同義語** サージカルプルーム，サージカルエアロゾル，サージカルペーパー
High-filtration Surgical Mask 高濾過効率 手術用マスク	**解 説** レスピレーターともよばれる高濾過効率手術用マスクは，0.1μm程度の粒子を捕集することでエアロゾル化した汚染物質からの曝露を防ぐのに役立つ。N95規格を満たす製品が推奨される。 **補足説明** N95は米国国立労働安全衛生研究所（NIOSH）で定められており，固体粒子が舞う環境下で0.075μmの粒子（空気力学的質量径3μm）の微粒子に対する濾過効率95%以上が保障された規格である。欧米では「呼吸器保護具」としてレスピレーターとよばれている。

用語	説明
超音波エネルギーデバイスに関する用語	

超音波エネルギーデバイスに関する用語

Ultrasonic energy systems
超音波エネルギーシステム

解説 聴覚の上限を超える20kHz以上の周波数（超音波）の力学的エネルギーを使用するシステムである。超音波凝固切開装置（Ultrasonic shears/USAD参照）やCUSA（CUSA参照）など，超音波エネルギーを使った治療用手術機器は23〜55kHzの周波数を使用している。組織の切断・切開・切離・乾燥，タンパク質の凝固，キャビテーション（Cavitation参照）などの臨床効果組み合わせ，目的とする組織効果（Tissue effect参照）を起こす。

補足説明 ほとんどの場合，超音波による切断は，振動するデバイスの先端部と組織との間の機械的な相互作用によって二次的に起こり，主に筋肉やコラーゲンで構成された高密度の組織や，密度の低い組織の弾力性が限界に達すると，ブレードやジョウはタンパク質の分子結合を破壊して切開・切離することができる。ほかにも超音波骨切り器などがある。

同義語 ウルトラソニックエネルギーシステム

Ultrasonic Shears
超音波凝固切開装置
(p8)

解説 超音波凝固切開装置は，電気エネルギーを超音波周波数（23〜55KHz）の力学的エネルギーに変換し使用するデバイスである。ハンドピース内の超音波振動子に交流電流が送られ，圧電（ピエゾ）素子によって力学的エネルギーに変換される。組織効果に影響を与える要因には，組織の緊張，出力設定（ブレードエクスカーション），組織を挟み込む力，ブレードの鋭さなどがある。

補足説明 開腹手術や腹腔鏡手術で使用され，さまざまな先端形状や長さ，直径，構造のものがあり，先端の形状としてはストレート，カーブ，フックブレードなどがよく使われる。ブレードの最高温度は200℃以上に達し，最も広い熱拡散は約3mmとされる。熱くなったブレードの温度が下がるには時間を要する。組織に加える力学的エネルギーは，出力設定や使い方を変化させることにより調整する。組織への緊張や圧力を加えると切開効果は速くなるが，凝固力は下がり出血のリスクは高まる。

同義語 USAD（ultrasonic activating device）

CUSA (Cavitron Ultrasonic Surgical Aspirator)
超音波外科吸引装置
(p2)

解説 組織の破砕・吸引・洗浄を同時に行うことができるCavitron社製の超音波エネルギーシステムである。本体で発生された23〜38kHzの交流電流がハンドピースに伝わり，ハンドピースに内蔵された圧電（ピエゾ）素子によって超音波振動に変換され，その先端に接続されたチップが振動し，組織を破砕する。その他，CUSAには超音波振動によって発生した熱を冷却するシステムや，術野を洗浄し破砕組織を吸引する機能が付随している。

補足説明 実質臓器に使用される際，CUSAにより実質が破砕される一方で血管や胆管は温存される。CUSAによる組織効果は，振幅の設定変更によって調節できる。すなわち，振幅を大きくすれば，先端のチップのストロークが長くなり，衝撃力が大きくなるため組織破砕効果が大きく，速度も速くなる。反対に，振幅を小さくすれば，先端のチップのストロークが短くなり，衝撃力が小さくなるため組織破砕速度は遅くなる。

Active Blade
アクティブブレード
(p8)

解説 超音波凝固切開装置先端で，前後に高速振動するブレード。アクティブブレードとパッシブブレード（非振動側でティッシュパットとよばれることもある）で組織を挟み込み，アクティブブレードの高速振動による，組織への力学的な相互作用により，切開・凝固が行われる。

補足説明 超音波凝固切開装置を使用するうえで留意するリスクはブレードの余熱（残留熱）である。標的組織によって異なるが，作動後もアクティブブレードには組織障害を及ぼす60℃以上の温度が，肝臓に使用した際には約20秒，大網や腹膜に使用した際には約45秒残留するとされる。十分な冷却時間をおかずに，アクティブブレードが尿管や腸管に触れると損傷につながることがある。

同義語 Oscillating Jaw（振動するジョウ）

用語	説明
Passive Articulated Jaw パッシブ ブレード (p8)	**解　説** 開閉機構を有する非振動パッシブブレードは，アクティブブレードとともに超音波凝固切開装置の先端を構成する。デバイスのハンドルを握ることで，関節を持つパッシブブレードが開閉し，アクティブブレードとの間で組織を挟み込むことができる。 **補足説明** パッシブブレードによる組織の圧迫に加えてアクティブブレードを組織に押し付けることで組織の切開効果は高まるが，凝固効果は弱まることになる。特に血管処理に用いる際に注意が必要となる。 **同義語** ティッシュパッド，非アクティブブレード
Cavitation キャビテー ション	**解　説** 超音波エネルギーデバイスのアクティブブレードが振動することにより，細胞内の温度上昇と沸点低下により気化が起こり，発生したガスが組織面に広がる現象である。脂肪組織や密度の低い組織で起こりやすい。 **補足説明** 脂肪などの比較的疎な組織にスポンジ状に泡立つような変化が広がる現象を指すことが多い。臓器損傷を起こす強い衝撃波はアクティブブレードごく近傍のみで発生するが，実際，臓器損傷の可能性はほぼないとされる。アクティブブレード (Active Blade参照) 先端が直接接触して組織に穴を開ける（ドリリング）をキャビテーションによる損傷と誤認している場合もある。

アブレーションに関する用語

用語	説明
Radio-frequency Ablation (RFA) ラジオ波 アブレーション (p19)	**解　説** 標的組織に留置（刺入）したアクティブ電極から375～500 kHzの高周波交流電流を流すことで，タンパク質を含む細胞内のイオンや電子といった電荷粒子を急速振動させ，その結果生じる摩擦熱によってアクティブ電極周囲の組織・細胞内温度を急速に上昇させる方法である。電極周囲の組織温度を50～100℃にコントロールすることにより，電極からの距離が3cm程度と比較的多くの組織を焼灼・破壊することができる。ただし，脈管周囲はheat sink (Heat/electrical sink参照) の影響で焼灼し難いことに留意する。 **補足説明** ほとんどのRFA装置では，電極周囲の組織を炭化させないよう，電圧を火花の出ない60V前後で維持し，温度やインピーダンスをモニターしながら，組織温度が50～100℃でインピーダンスが低くなるよう，出力する電力をコントロールしている。電力が高いため，皮膚の熱傷を予防する目的で対極板を2枚使用する場合がある。 標的組織の熱傷破壊は50℃以上で起こる。50℃での不可逆的な細胞損傷まで必要な時間は6分であり，60℃以上であれば瞬時に細胞死に至る。200℃を超えると組織が炭化する。
Microwave Ablation (MWA) マイクロ波 アブレーション (p2)	**解　説** ラジオ波アブレーションより高い周波数・短い波長（マイクロ波：915MHz～9.2GHz）の電磁エネルギーを利用する。マイクロ波は電磁場を形成し，誘電加熱 (Dielectric Heating参照) によって組織を直接加熱する。マイクロ波を放出するアンテナの形状により，電磁場の形状が決まり，出力と持続時間は標的組織の種類によって決定される。 **補足説明** ハンドピースの先端にあるマイクロ波を発生する放射チップをアンテナとよぶ。アンテナの形状は，手術用・経皮用に大別され，目的によってさまざまである。マイクロ波発生装置では，出力設定（単位W（ワット））と焼灼時間を設定することができる。組織の温度や抵抗によって出力を調整する機能がないため，臓器ごとの推奨出力・持続時間が設定されている。電流依存型のラジオ波アブレーションと比較して，マイクロ波アブレーションの組織温度は高く，作動時間が短くなるため合併症のリスクが低く，高い組織効果を得ることができる。
Dielectrc Heating 誘電加熱	**解　説** マイクロ波近傍界内の組織は，誘電加熱とよばれる現象によって均一に加熱され，組織内の双極子分子（水や親水性分子）がマイクロ波周波数により急速に回転することによって熱が発生する。マイクロ波周波数では，双極子分子の回転が電磁場の振動に遅れ始めることで，近傍界内全体で位相がずれて抵抗加熱が発生する。 **補足説明** 誘電加熱は，マイクロ波近傍界内で発生し，伝導性熱伝達によって近傍界境界から外側に伝導される。組織に対するマイクロ波近傍界の影響は，マイクロ波エネルギーの周波数および電磁場内で振動する組織内の双極子分子の能力に依存し，誘電率とよばれる。

用語	説明
Heat/ Electrical Sink 放熱／放電効果	**解説** ラジオ波アブレーションを行う際に，脈管周囲では，血流により熱および電気が放散し，アブレーション範囲が不十分となることがある。これを放熱効果（heat sink）または放電効果（electrical sink）とよぶ。血流が多いと熱が放散してしまうことに加え，血液の電気抵抗が周囲組織より低いことにより電流が流れやすくなるためである。 **同義語** 冷却効果（cooling effect）
Air Gap エアギャップ	**解説** アブレーション範囲と保護する臓器・組織の間にエアギャップを形成することで，その臓器・組織を電流や直接熱伝導から守ることができる。ラジオ波アブレーションを行う時や，エアギャップがマイクロ波の近傍界外にある時は電流や直接熱伝導から隣接する臓器を保護することができる。しかし，エアギャップがマイクロ波の近傍界内にある時は，誘電加熱（Dielectric Heating参照）から保護することはできない。 **補足説明** ラジオ波アブレーションではエアギャップを形成することで，隣接する臓器を保護することができるが，マイクロ波アブレーションでは，周囲の媒体に関係なく，近傍界内のあらゆるものを加熱する。そのためマイクロ波アブレーションでは，適切な距離が保たれていないと，隣接する臓器に熱損傷が起こる可能性がある。
Cryoablation 凍結凝固	**解説** 標的組織を凍結し凝固壊死を起こす医療技術である。標的組織に筒状の針（凍結針）を留置し，超低温の液体（液体窒素）を流し，-40〜-50℃の超低温により細胞および細胞外マトリックス内に氷の結晶を発生させ，細胞膜の破壊を起こし細胞を壊死させる。また，毛細血管の凝固や超低温によるアポトーシスの誘導でも組織壊死を導く。 **補足説明** 凍結凝固は肺，肝臓，乳腺，腎臓，前立腺などの固形臓器や皮膚病変のほか，不整脈に対する心臓アブレーションに用いられる。制御困難な出血が重大な合併症であるが，径の細い凍結針を用いることでその発生率は低減した。しかし，凍結針の刺入経路沿いに起こる凝固壊死による出血は，稀ではあるものの未だ深刻な合併症である。 **同義語** 冷凍凝固

●プロジェクトメンバー（2022年2月時点）

プロジェクトリーダー	辻仲 眞康（自治医科大学附属さいたま医療センター 一般・消化器外科）
プロジェクトサブリーダー	早坂 美紗（旭川医科大学 産婦人科）
メンバー	渥實 潤（複十字病院 呼吸器外科）
○：フェーズ1エディター	荒井 智大（国立成育医療研究センター 周産期・母性診療センター 産科）
◇：フェーズ2エディター	安堂 有希子（兵庫県立尼崎総合医療センター 産婦人科）
	◇池田 芳紀（名古屋大学 産婦人科）
	○石丸 哲也（埼玉県立小児医療センター 小児科）
	岡本 修平（さいたま赤十字病院 産婦人科）
	奥見 雅由（大阪警察病院 泌尿器科）
	甲木 哲也（聖隷三方原病院 産婦人科）
	◇瓦林 靖広（九州医療センター 産婦人科）
	○吉敷 智和（杏林大学 消化器・一般外科）
	岸本 佐知子（近畿大学奈良病院 産婦人科）
	小島 龍司（名古屋市立大学 産科婦人科）
	◇齊藤 和毅（東京医科歯科大学 産科・婦人科）
	澤田 篤郎（京都大学 泌尿器科）
	新保 敏史（南砺市民病院 消化器外科）
	◇鈴木 研裕（聖路加国際病院 消化器・一般外科）
	中村 真樹（NTT東日本関東病院 泌尿器科）
	西川 純平（岩見沢市立病院）
	西子 裕規（名古屋大学 産婦人科）
	○西原 佑一（新松戸中央総合病院 外科）
	◇谷岡 利朗（土浦協同病院 消化器外科）
	◇玉手 雅人（札幌医科大学 産婦人科）
	中里 徹矢（東京都健康長寿医療センター 外科）
	長 たまき（横浜市立大学 産婦人科）
	道傳 研太（横浜栄共済病院 消化器外科）
	◇波多 豪（大阪大学 消化器外科）
	○羽田 智則（倉敷成人病センター 産科婦人科）
	蛭川 浩史（立川綜合病院 消化器センター 外科）
	○本間 崇浩（富山大学 呼吸器外科）
	藤井 正和（手稲渓仁会病院 消化器外科/函館市医師会病院 外科）
	村上 圭祐（順天堂大学 産婦人科）
	○矢内原 仁（埼玉医科大学 泌尿器科）
	横山 新一郎（北海道立子ども総合医療・療育センター 小児外科）
	若林 正和（相模原協同病院 消化器外科）
	○和佐野 浩一郎（NHO東京医療センター 耳鼻咽喉科）
スーパーバイザー	渡邊 祐介（北海道大学病院 消化器外科Ⅱ）

Appendix

151

主な機種・モード一覧

		Valleylab™FT10	ForceTriad™	System 5000™
メーカー		コヴィディエン社	コヴィディエン社	コンメッド社
		(コヴィディエン社より提供)	(コヴィディエン社より提供)	(日本メディカルネクスト社より提供)
モノポーラ	●切開ボタン	PURE BLEND Vallylab	PURE BLEND Vallylab	PURE Blend 1 Blend 2 Blend 3
	●凝固ボタン	Fulgurate Spray Soft Coag	Fulgurate Spray	Standard Pinpoint Spray
バイポーラ		Precise Standard Macro	Low Standard Macro	Micro Macro
アドバンスドデバイス		LigaSure		−
出力調整形式		ワット（W）	ワット（W）	ワット（W）
出力自動調整		電力維持型*	電力維持型	電力維持型
インピーダンスモニタリング		434,000回/秒	3,333回/秒	450,000回/秒

MEGEN1	VIO 3/APC 3	VIO 300 D/APC 2	ESG-400	ARC400
ジョンソン・エンド・ジョンソン社	エルベ社	エルベ社	オリンパス社	ボーワ社
（ジョンソン・エンド・ジョンソン社より提供）	（アムコ社より提供）	（アムコ社より提供）	（オリンパス社より提供）	（ジェイ エス エス社より提供）
PURE BLEND GEM（LOW/ HIGH）	autoCUT highCUT dryCUT endoCUT I/Q	AUTO CUT HIGH CUT DRY CUT ENDO CUT I/Q	Pure Blend Pulse	Cut Dry Cut Dry Cut Laparoscopy Resection Micro
COAG1 COAG2 SPRAY SOFT COAG	forcedCOAG swiftCOAG twinCOAG sprayCOAG softCOAG forcedAPC preciseSECT	FOCED COAG SWIFT COAG TWIN COAG SPRAY COAG SOFT COAG CLASSIC COAG	PowerCoag SprayCoag FORCEDCOAG SOFTCOAG	Moderate Forced Spray Cardiac Thorax Sim Coag Forced Cutting
MICRO MACRO	autoCUT highCUT forcedCOAG softCOAG	CUT forcedCOAC softCOAG	BipolarCut SalineCut BiSoftCoag AutoCoag SalineCoag Finecoag HardCoag	Ligation Bipolar Scissor Laparoscopy Bipolar Resection Micro Forceps Forced Forceps Auto Forceps
－	BiClamp・BiCision		－	NightKnife Ligator
ワット（W）	エフェクト	ワット＋エフェクト	ワット＋エフェクト	ワット＋エフェクト
電力維持型*	電圧維持型	電圧維持型	電圧維持型	電圧維持型
NA	25,000,000回/秒	1000回/秒	NA	NA

*電圧維持型のモードを一部含む，　NA（not available）：公表情報なし

153

索引

著者紹介

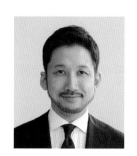

渡邊　祐介
わたなべ　ゆうすけ

北海道大学病院 臨床研究開発センター
特任講師
一般社団法人 医療基盤研究所 代表
SAGESアンバサダー

　米国内視鏡外科学会（SAGES：Society of American Gastrointestinal and Endoscopic Surgeons）の公式プログラムであるFUSE（Fundamental Use of Surgical Energy）の資格を持つ消化器外科医。McGill大学（カナダ，モントリオール）低侵襲外科教室留学中にDr. MadaniとFUSEハンズオンコースの開発に携わり，北米，イギリス，さらには国内各所で同コースを開催し，参加者から好評を得てきた。

　日本外科教育研究会を立ち上げにかかわり，SAGES FUSE委員会・FLS（Fundamentals of Laparoscopic Surgery）委員会のメンバーとしても活躍している。2015年SAGES Best International Abstract Award，2018年米国外科学会International Surgical Education Scholarshipといった国内外の受賞歴を有し，外科教育研究の普及やFUSEコースを通じて手術医療の安全向上に取り組んでいる。

　外科教育研究においては国内でパイオニア的存在であるとともに，近年は，医薬品や医療機器等の開発，臨床研究にも力を入れている。

略歴・受賞歴等の
詳細はこちら

FUSE資格者が教える

電気メス
使いこなすための原理と意外と知らないリスク

2022 年 4 月 20 日　第 1 版第 1 刷発行
2024 年 2 月 1 日　　　　第 4 刷発行

- **著　者**　渡邊祐介　わたなべ　ゆうすけ

- **発行者**　吉田富生

- **発行所**　**株式会社メジカルビュー社**
  〒162-0845 東京都新宿区市谷本村町2-30
  電話　03(5228)2050(代表)
  ホームページ　https://www.medicalview.co.jp

  営業部　FAX　03(5228)2059
  　　　　E-mail　eigyo@medicalview.co.jp

  編集部　FAX　03(5228)2062
  　　　　E-mail　ed@medicalview.co.jp

- **印刷所**　シナノ印刷株式会社

ISBN978-4-7583-0468-9　C3047

©MEDICAL VIEW, 2022.　Printed in Japan